La salud a partir de los 50 en 200 preguntas

Anne-Marie Blessig

LA SALUD A PARTIR DE LOS 50 EN 200 PREGUNTAS

Para mejorar su sueño, su belleza, su memoria, su sexualidad… y prevenir las enfermedades óseas y cardiovasculares, los problemas de vista y audición, las infecciones…

dve PUBLISHING

ISBN: 979-8-89956-443-7

Non est vivere, sed valere vita est.
[La vida no es vivir,
sino vivir con buena salud.]

MARCIAL, *Epigramas, VI, 70, 15*

Índice

Segunda parte: **PREVENIR**

ANEXOS

Introducción

Primero crecemos, después maduramos y, finalmente, un día, hay que reconocerlo, envejecemos.

Nuestro cuerpo reacciona al paso de los años, se adapta. ¡Aceptémoslo! Autoricémosle a ser menos eficaz aunque sin decidir que sólo sirve para encerrarlo en casa, únicamente capaz de aguardar arrinconado en un sillón cerca de la ventana. La medicina ha realizado formidables progresos. Por nuestra parte, nos cuidamos más, nuestra salud nos preocupa más. Con una esperanza de vida en aumento, la gran mayoría de los mayores de 60 años vive en plena posesión de sus facultades con toda autonomía. Y durante muchos años.

Longevidad suele asociarse con salud. Desde la infancia nos preparamos para envejecer bien porque es algo que se aprende.

Entrenémonos pues para vivir con éxito esta etapa, sigamos amando la vida para alejar el angustioso espectro de la dependencia que sigue estando vinculado a la edad muy avanzada.

El objetivo no es alcanzar a toda costa esos famosos 120 años de los que no dejan de hablarnos los científicos y publicistas. El verdadero reto es alcanzar un envejecimiento sin enfermedad ni decrepitud.

Esta guía repasa las afecciones, más o menos graves, frecuentemente encontradas a partir de los 50 años, para que podamos protegernos mejor de ellas. Al explicar las razones del envejecimiento, al proporcionar numerosos consejos preventivos, esta obra quisiera poder ayudar a todo el mundo a envejecer bien para vivir bien.

Primera parte
CONOCER

Las causas y los efectos del envejecimiento

Es inevitable: el cuerpo envejece. Está programado para cierta duración que no ha dejado de prolongarse durante los últimos años, y disfruta de una longevidad teórica de 120 años, un límite que no debemos confundir con la esperanza de vida que se nos ofrece.

Cuando alcanzamos la cincuentena, nos quedan al menos treinta años para aprovechar la vida. ¡E incluso más! Los centenarios —lozanos y contentos— se multiplican. Y, ¿por qué no nosotros?

Los procesos del envejecimiento

¿Cuándo envejecemos?

Esta pregunta nos perfora la mente a lo largo de toda nuestra existencia. ¿Qué respuesta satisfactoria podemos darle? ¿Quién se atrevería a tratar de *viejo* a ese resistente excursionista de 70 años? El concepto de vejez es muy relativo. A la edad de 8 o 9 años, no dudábamos en calificar de anciano a un tranquilo quincuagenario, y nuestra maestra de 30 años nos parecía ya muy mayor.

La vejez no es una enfermedad. Y aunque lo fuese, sólo raramente sería mortal. No es más que una evolución normal de nuestra existencia, al igual que la adolescencia o la edad adulta.

Más o menos es así. Este periodo de nuestra vida, aunque puede atravesarse sin trastornos ni incomodidad, nos expone, según cálculos estadísticos, a cierto número de afecciones. La probabilidad de padecerlas será proporcional a los *riesgos* que hayamos corrido a lo largo de toda la vida. Nuestra vejez será el fruto de nuestra existencia. ¿Hemos sabido proteger nuestra bella máquina humana? ¿O, al contrario, la hemos expuesto a agresiones como una mala alimentación, el estrés y el tabaco?

En ocasiones pagamos tarde nuestros excesos del pasado. Evidentemente, hay excepciones que confirman la regla. Todos nosotros tenemos siempre en mente a algún viejo octogenario, fumador y buen comedor, que falleció sin conocer jamás el menor problema de salud.

Sea como fuere, si no hemos prestado la suficiente atención a nuestro cuerpo y a nuestra mente, la vida nos volverá más frágiles.

Al cumplir ciertos años, entramos en un periodo en el que las estadísticas son a veces alarmantes, y las afecciones y las debilidades físicas, más frecuentes. Pero existen defensas.

¿Por qué envejecemos?

Las teorías sobre el envejecimiento son numerosas. Las más antiguas se basan en la hipótesis de un capital inicial que merma con la edad. El filósofo Aristóteles (384-322 a. de C.) imaginaba una reserva de calor *innato* o *animal* que se iba disipando poco a poco a lo largo de la existencia. La imagen de una lámpara de aceite que se va consumiendo muy despacio les sirvió durante mucho tiempo a los pensadores para ilustrar la evolución de la vida. Otra imagen explotada con frecuencia es la de la arena que se desliza en un reloj. Así, para un gran número de científicos, el agotamiento de un recurso vital servía para explicar las razones del envejecimiento humano; otros, en cambio, creían en el principio de la atrofia progresiva de los órganos. Otros, por último, hablaban de intoxicación gradual; a sus ojos, las sobrecargas tóxicas generaban nuestro decaimiento físico. Por su parte, los trabajos más recientes describen la incapacidad de las células para multiplicarse más allá de cierto número programado. Sabemos que el encuentro de un espermatozoide con un óvulo da lugar a la creación de una primera célula que se divide sin cesar para construir poco a poco el embrión y, más tarde, el feto. Estas células están destinadas a un número predeterminado de divisiones, y luego, al alcanzar esa cifra, están condenadas a morir. Ocurre así con cada una de nuestras células.

¿Qué función desempeñan los radicales libres?

Los radicales libres, muy conocidos por el gran público como aceleradores del envejecimiento, son unas sustancias nocivas de una duración limitada a varias milésimas de segundo. La proliferación de estos radicales libres impide una buena oxigenación de los tejidos y es responsable, a consecuencia de reacciones en cadena, de la degeneración de los tejidos celulares. Favorecen la aparición de algunas enfermedades, como el cáncer. El estilo de vida actual, el estrés, los malos hábitos alimentarios, el alcohol y la contaminación favorecen su multiplicación y aumentan su nocividad. Estos radicales libres pueden ser contrarrestados por unas enzimas específicas. Son atrapados por nutrientes *antioxidantes*, como las vitaminas A, C y E, cuyo consumo debe aumentarse con la edad, pero siempre con una dosificación razonable. Los complementos en dosis masivas pueden ser nocivos; la toma de sustancias antirradicales no ha probado su eficacia contra la aparición de las enfermedades neurodegenerativas o cardiovasculares.

Tantos discursos sobre los radicales libres tienen al menos el mérito de alertarnos contra los estragos de una dieta incorrecta, que trataremos en el capítulo «La alimentación».

¿Somos todos iguales frente al envejecimiento?

Desgraciadamente, no. Las mujeres, antes de alcanzar los 100 años, sobreviven a los hombres; tras el hito de los 100 años, son los hombres los que dan prueba de mayor longevidad. Los obreros suelen morir más pronto que los ejecutivos o los profesionales liberales. Es decir, según nuestro sexo o categoría socioprofesional vemos fluctuar las posibilidades de envejecer, y aún más, de envejecer bien. Además, difieren nuestras predisposiciones genéticas para envejecer bien. Unas familias —todos tenemos ejemplos a nuestro alrededor— resisten mucho mejor al envejecimiento que otras destinadas a desaparecer al llegar a cierta edad. Los álbumes de fotos de las primeras muestran una impresionante cantidad de generaciones. En estas familias bendecidas, los octogenarios y nonagenarios son una legión. Las segundas, al contrario, ven aclararse sus filas desde la cincuentena. La suerte y el azar no lo determinan todo.

¿Cómo se explica semejante injusticia frente al envejecimiento?

Unos científicos tratan de localizar los genes implicados que puedan explicar las longevidades excepcionales. Otros especialistas buscan en el mantenimiento o la decadencia de nuestras capacidades inmunitarias las razones que consolidan o hipotecan nuestra existencia. En cualquier caso, la vejez está lejos de revelarnos todos sus secretos.

No obstante, no debemos creer que el envejecimiento es solamente un asunto genético y que todo está ya decidido desde el nacimiento, puesto que nuestro estilo de vida desempeña una función primordial en nuestro potencial para envejecer bien. Es necesario permanecer alerta a lo largo de toda la vida, evitar las negligencias y los abusos e inspirarse en los centenarios que, en su mayoría, muestran un gusto por la vida, un entusiasmo y una vitalidad que resultan poco comunes.

¿La edad avanzada equivale a decrepitud?

Ante esta pregunta nos sentiríamos tentados de responder: depende de los individuos y de su estilo de vida. Al margen de las diferencias genéticas, existen disparidades relacionadas con los hábitos de vida; en general, los jóvenes deportistas son después ancianos más vigorosos. La ausencia de actividad física a lo largo de la existencia favorece el envejecimiento del aparato locomotor. Los malos hábitos, como el alcohol y el tabaco, son otros factores de aceleración del envejecimiento, al igual que una mala alimentación o una alimentación desequilibrada y con carencias. Nuestros órganos oponen una resistencia diversa al envejecimiento. Algunos soportan estupendamente el paso de los años, otros muestran verdaderos signos de decadencia. Por supuesto, las enfermedades sufridas a lo largo de nuestra existencia influyen en nuestro estado general en el momento de la vejez.

¿Qué cambios experimenta el cuerpo?

Con la edad, en el cuerpo se originan cambios. Primera observación: se deshidrata. Un cuerpo joven contiene un 66 % de agua; a los 60 años, sólo contiene un 50 %. La calidad y elasticidad de los tejidos y la piel se resienten. En contrapartida, aumenta el tejido graso. La estatura disminuye debido a la degeneración de los tejidos intervertebrales y a la modificación de la curvatura de la columna. Esta reducción puede alcanzar 3 cm en los hombres y 5 cm en las mujeres (a partir de los 50, las mujeres pierden por término medio 1,3 cm cada diez años).

Con el paso de los años, el rostro se modifica; la nariz se torna gruesa, los lóbulos de las orejas se alargan. El cabello encanece, se aclara.

Esta observación no tiene nada de trágico; estas modificaciones progresivas no impiden vivir mucho tiempo en plena posesión de las propias facultades o, más exactamente, con unas facultades suficientes para llevar una vida plenamente satisfactoria. Repitámoslo una vez más: las personas mayores vigorosas y apuestas comparten un potencial físico notable, pero también, y sobre todo, una fantástica forma de saborear la vida.

¿Cuáles son los principales efectos del envejecimiento en el organismo?

Estamos acostumbrados a constatar en la vejez pérdidas de potencial, a echar de menos la flexibilidad, memoria, resistencia y fuerza. Es cierto que un cuerpo de 60 años no es el mismo que era a los 20, pero no deja de mantener un potencial que podría conducirlo mucho más allá de la barrera de los 100 años. No obstante, hay que reconocer que el esqueleto se ha vuelto más frágil; las consecuencias de la osteoporosis son de sobras conocidas. Soporta peor los traumatismos. Los tendones y los ligamentos han perdido parte de sus cualidades, y las articulaciones, parte de su flexibilidad. La artrosis se ha instalado quizá en algunas partes del cuerpo. Han aparecido deficiencias sensoriales, como la disminución de la agudeza visual y auditiva, del sentido del equilibrio, de la coordinación motriz. Las facultades de aprendizaje parecen disminuidas, la memoria falla aparentemente. Con la edad, se soportan peor las situaciones térmicas extremas. El potencial energético muscular disminuye. Este es el panorama en su lado oscuro; corrijámoslo un poco. En primer lugar, es posible sumar años sin sufrir estos trastornos. En segundo lugar, la experiencia puede compensar estas deficiencias. Un ejemplo: el cerebro dispone de más conexiones y proporciona análisis más detallados, aunque sus facultades de aprendizaje o concentración hayan menguado (a menudo por pérdida de costumbre). Nuestro cerebro ha aprendido a seleccionar, sabe distinguir el grano de la paja y se dirige directamente a lo esencial.

¿Todos los órganos envejecen de la misma forma?

El sistema nervioso también acusa los efectos del envejecimiento. Perdemos un total de cien mil neuronas cada día a partir de los 20 años de edad. El cerebro pierde, entre los 20 y los 85 años, un 8 % de su masa encefálica, y un 10-15 % de su volumen. Además, disminuye el flujo sanguíneo. Las fibras nerviosas, al perder su mielina, frenan la conducción del impulso nervioso. El aparato locomotor debe afrontar una pérdida muscular agravada por la vida sedentaria y la disminución de la calidad de la fibra muscular. No obstante, conserva grandes capacidades de resistencia. Para convencerse de ello, basta observar el promedio de edad de los corredores de maratón. Los movimientos pierden amplitud, el sistema cardiovascular pierde elasticidad y contractilidad. En contrapartida, el ritmo cardiaco no varía demasiado, aunque el corazón puede experimentar perturbaciones. Disminuye la capacidad respiratoria (el sistema respiratorio ya no dispone del mismo volumen pulmonar total). La práctica de una actividad física pretende precisamente frenar esta degradación y mantener este potencial. El envejecimiento del sistema digestivo se traduce, sobre todo, en una disminución de las secreciones salivares, gástricas y pancreáticas. El calcio y el hierro se absorben peor; los problemas de estreñimiento son más frecuentes debido a la existencia de una mayor distensión de los intestinos. El sistema inmunitario se debilita a partir de la menopausia, el organismo opone menos resistencia a los ataques de microorganismos. Enfermedades como la gripe pueden desarrollarse más deprisa. Esto es lo que podemos esperar y contra lo que debemos luchar.

¿Qué ocurre con la capacidad intelectual?

Tal vez experimentemos mayor dificultad para aprender a partir de los 60 años, pero tal vez también aprendamos mejor. El número de conexiones cerebrales se ha multiplicado a lo largo de los años; así, la calidad compensaría la pérdida de cantidad. Elegimos nuestras aficiones intelectuales y culturales por gusto y no por obligación, lo cual mejora nuestra motivación. Estas actividades no sólo son agradables y distraídas, sino que sencillamente son primordiales para proteger nuestro capital cerebral. Mejor aún, como veremos más adelante, ayudan a luchar contra la aparición de las enfermedades neurodegenerativas. Por ello, es esencial conservar alguna actividad intelectual a partir de los 60 años.

¿Es posible frenar el proceso de envejecimiento?

Unos buenos hábitos higiénicos durante la vida protegen de grandes peligros. Alimentación variada y equilibrada y ejercicio físico son sus dos principales pilares.

Esperanza y calidad de vida

¿Cuál es la esperanza de vida media en la actualidad?

Esta esperanza de vida no deja de aumentar. La cifra es conocida y se repite hasta la saciedad: cada año ganamos un trimestre de vida. Hace cien años, pocos de nuestros antepasados podían disfrutar de la jubilación; hoy en día es una de las etapas más deseadas. Así, en la Roma del siglo I, la esperanza de vida media al nacer superaba ligeramente los 30 años. En la España de principios del siglo XX se situaba en los 35 años, mientras que al final de este, al igual que en el resto de los países desarrollados, está entre los 75 y 80 años, siempre varios años por encima en el caso de las mujeres. Los datos actuales de España dan una esperanza de vida al nacer en torno a los 80 años para las mujeres y a los 74 para los varones, con muy pocas variaciones regionales. En diez años, desde 1980 hasta 1990, hombres y mujeres han ganado 2,5 años de vida. El fenómeno no se detendrá.

Desde ahora hasta el año 2025, la Organización Mundial de la Salud (OMS) prevé un considerable aumento de la esperanza de vida en todo el mundo, dado que debería alcanzar los 73 años de promedio (78 años para los varones y 86 años para las mujeres de los países ricos).

Todas estas cifras son teóricas. Obesidad, estrés, tabaco, alcohol y alimentación demasiado rica en grasas alteran estas buenas perspectivas.

La emergencia de los centenarios será una de las características de este tercer milenio. ¿Cómo se explica este fenómeno?

El mérito corresponde, en primer lugar, a la medicina; gracias a ella, la vejez puede triunfar frente a muchas enfermedades. También es obligado comprobar que estos centenarios muestran unas características de vida comunes. En general, pueden presumir de una vida activa de larga duración; comparten un entusiasmo y un sentido de la adaptación sorprendentes. En pocas palabras, nunca han perdido el apego a la vida, el optimismo y seguramente el sentido del humor. No obstante, si nos referimos a las previsiones científicas, su mérito es relativo, ya que este hito de los 100 años no tiene nada de excepcional. Estamos genéticamente programados, como nos repiten los científicos (y los publicistas) para vivir 120 años, ¡e incluso más aún!

Confesémoslo, si admiramos tanto a los centenarios, no es debido a su longevidad, sino a esa juventud de espíritu que han sabido conservar.

Esperanza de vida no significa forzosamente que se mantenga una buena sa lud. ¿Qué *esperanza de vida independiente* podemos esperar?

No es demasiado interesante vivir mucho tiempo si la vida sólo es dolor y enfermedades. Esta consideración no se les ha escapado a los estadísticos, ya que ahora se dedican a medir la *esperanza de vida independiente*. En los últimos años, se han incorporado dos nuevos conceptos: *esperanza de vida independiente* y *esperanza de vida dependiente*, en función de que el individuo en cuestión sea capaz de valerse por sí mismo o requiera la ayuda de terceras personas. Esta esperanza ha progresado —entre 1980 y 1990— 3 años para los hombres y 2,7 años para las mujeres. España, con una esperanza de vida saludable de 77 años, se sitúa en quinta posición mundial, detrás de Japón (78,6 años), Islandia (77,8 años), Suiza (77,4 años) y Noruega (77,1 años). A título comparativo, Estados Unidos se sitúa en vigesimocuarta posición. En Sierra Leona la esperanza de vida independiente ¡sólo es de 26 años!

¿Cómo se han mejorado las condiciones físicas de las personas de más de 50?

Muchos factores explican esta mejora. Los avances médicos han permitido una gran disminución de la mortalidad; enfermedades antes incurables ya no lo son. Hemos cambiado de actitud frente a nuestra salud. Nos informamos más, favorecemos la prevención y la detección precoz. Nos hemos concienciado del capital de salud de que disponemos y nos esforzamos por preservarlo. Al emprender nuestra jubilación, sabemos que tenemos por delante unos buenos años para vivir. ¿Qué ocurriría con nuestros hermosos proyectos de viajes, aficiones y estudios si nuestro cuerpo enfermo nos impidiese hacerlos realidad? Queremos hacer de él un aliado y nos dotamos de los medios para lograrlo.

¿Es posible evaluar la propia esperanza de vida?

Cada individuo posee un capital genético y biológico que le predispone a vivir más o menos tiempo. Al observar a nuestro alrededor, al interesarnos por la longevidad de nuestros antepasados, obtenemos algunas valiosas indicaciones para evaluar las propias posibilidades de vivir mucho tiempo. Es evidente que se trata de valores teóricos; nadie está protegido de un accidente en el camino.

No obstante, interroguémonos sobre la longevidad de nuestros padres, de nuestros tíos, tías y abuelos, sobre su estado de salud. Observemos cómo envejecen nuestros hermanos y hermanas, nuestros primos y primas. Tendremos una primera visión del estado de salud global de la familia.

A continuación, hagamos un rápido balance de nuestro pasado médico. ¿Hemos sufrido tratamientos médicos pesados, enfermedades graves o intervenciones quirúrgicas? ¿Tenemos una correcta tensión arterial? ¿Hemos contado con un adecuado seguimiento médico? ¿Cuál ha sido nuestro estilo de vida: sedentario, activo, etc.? ¿Cuáles son nuestros hábitos alimentarios? ¿Tenemos un peso razonable (véase en la página 120 cómo calcular el índice de masa corporal, IMC)? ¿Ingerimos mucho alcohol? ¿Fumamos?[1] ¿Practicamos algún deporte? ¿Somos optimistas o pesimistas? ¿Emprendedores? ¿Seguimos teniendo ganas de aprender? ¿En qué estado se halla nuestra memoria? En definitiva, interesémonos por nuestro gusto por la vida.

Todas estas respuestas diferencian nuestra edad real de la considerada por la ley y proporcionan a cada individuo una edad biológica.

Las grandes tendencias de enfermedad durante el envejecimiento

¿Qué grandes patologías hay que temer a partir de los 50 y, sobre todo, a partir de los 65 años?

En primer lugar hay que temer las que causan mayor mortalidad, es decir, las enfermedades cardiovasculares. Después de estas, las más temibles son las enfermedades de larga evolución, que a menudo invalidan al enfermo: son principalmente las afecciones osteoarticulares (artrosis, reumatismo) y las enfermedades mentales (las degeneraciones cerebrales).

¿Cuáles son las enfermedades que afectan principalmente al aparato circulatorio?

Desde 1970, las enfermedades del aparato circulatorio han aumentado en todos los grupos de edad de la población, pero aún más en los mayores de 65 años. La más frecuente es la hipertensión arterial (afecta al 44 % de las personas de esta franja de edad).

1. Cada vez son más las españolas que fuman; cabe temer una caída de la esperanza de vida independiente en los próximos años.

Las enfermedades cardiovasculares (angina de pecho, vasculitis, arteriosclerosis, infarto de miocardio) afectan en gran medida a la población de más de 60 años, al igual que las enfermedades venosas y linfáticas. El 30 % de la población de más de 65 años sufre de varices, flebitis y piernas pesadas. Estas últimas afecciones afectan en mayor medida a las mujeres que a los hombres. A partir de los 50, las embolias provocan numerosas víctimas. Forman parte asimismo de la patología vascular y afectan más a los hombres que a las mujeres.

¿Qué otras enfermedades nos amenazan a partir de los 50?

Las enfermedades osteoarticulares, la principal de las cuales es la artrosis. La obesidad resulta también frecuente entre la población mayor de 65 años, así como la diabetes y la hiperuricemia, conocida por provocar episodios de gota. Las afecciones intestinales son las enfermedades digestivas más frecuentes. El estreñimiento afecta a más del 13 % de las personas mayores de 65 años. Otros trastornos frecuentes son las colitis, diarreas y hernias, cuyo índice acumulado afecta al 13 % de esta población. Para completar este siniestro panorama, añadamos que casi la mitad de las mujeres mayores de 65 años sufren insomnio, ansiedad o depresión. Recordemos también los trastornos de la audición, que afectan a uno de cada cuatro varones y a una de cada seis mujeres (en la página 141 se reproducen las estadísticas del INE). Podemos mostrarnos todavía más sarcásticos: ¡esa lista está lejos de ser exhaustiva! Pero, como siempre, lo peor nunca es seguro.

Las hormonas de la juventud

En Estados Unidos, *las hormonas de la juventud* se venden libremente. ¿Qué beneficios cabe esperar de estos productos?

En Estados Unidos se comercializa, sobre todo, en dosis la DHEA (dehidroepiandrosterona), y se presenta como una hormona muy saludable contra el envejecimiento.

Esta hormona es segregada por las glándulas suprarrenales (es decir, las que están situadas encima de los riñones) a lo largo de toda nuestra vida, pero su proporción disminuye con la edad. La producción se inicia hacia los 7 años, llega a su máxima producción hacia los 25 y mengua a continuación. En efecto, a los 70 años, solamente producimos del 10 al 20 % del volumen producido en nuestra juventud.

El cuerpo médico internacional está de acuerdo en atribuir a esta hormona numerosas propiedades terapéuticas. Cabe citar entre ellas la disminución del colesterol y de la grasa corporal. La DHEA frena la osteoporosis, disminuye la diabetes al favorecer la producción de insulina, tiene un efecto ansiolítico y estimula la libido.

En Estados Unidos, esta hormona se vende como un suplemento alimentario normal. Varias marcas se disputan este jugoso mercado. No todas garantizan la misma calidad de producto. ¡De hecho, algunas de estas *píldoras de juventud* no incluyen ningún principio activo!

¿Podremos comprarlas sin receta en España?

En Estados Unidos, las *hormonas de la juventud* se venden sin receta. Un reciente estudio realizado en Francia ha probado la eficacia de esta píldora. Por ello, es previsible su comercialización en el continente europeo, aunque el acceso a la misma estará mucho más controlado que en Estados Unidos. Se asemejará a un medicamento y, por lo tanto, estará sometida a prescripción médica.

La vida es movimiento

Una primera condición para vivir bien es poder moverse sin dificultad. Cuando se accede a la cincuentena, nuestro cuerpo ha encajado ya miles de kilómetros, flexiones, estiramientos, y ha llevado kilos e incluso toneladas de carga. Así, no es aberrante imaginar que esta hermosa máquina pueda presentar algunas debilidades. No obstante, no debemos creer que un cuerpo poco forzado será más sólido después de los 50. Al contrario, un cuerpo que ha sido movilizado y entrenado mantiene una mayor resistencia. Por consiguiente, el mejor consejo que puede prodigarse es moverse, permanecer activo. Evitarle esfuerzos al cuerpo hipoteca las posibilidades de conservarlo sano. Los huesos se consolidan trabajando. Camine, vaya en bicicleta, nade, y alejará el angustioso espectro de la invalidez. Sin embargo, al envejecer, cabe temer algunas enfermedades: se llaman osteoporosis, artrosis. Aunque es difícil prevenirlas o curarlas, es posible reducir sus efectos y minimizar los dolores y molestias que ocasionan.

Nuestro aparato locomotor se compone de un esqueleto constituido por huesos, músculos y ligamentos. ¿Qué afecciones debe temer al envejecer?

Dos peligros amenazan principalmente a nuestro esqueleto. En primer lugar, hablemos de la osteoporosis, que afecta a una de cada cuatro españolas. No obstante, no creamos que los hombres están libres por completo de ella. El 10 % de los hombres mayores de 50 y el 50 % de entre 70 y 80 años se ven afectados. La osteoporosis consiste en una importante descalcificación de nuestros huesos; al volverse más frágiles, quedan expuestos a padecer fracturas.

La otra enfermedad, por desgracia muy frecuente entre los mayores de 50, es esa famosa artrosis que, por su parte, afecta a las articulaciones y ocasiona un desgaste anómalo.

Además de la osteoporosis y la artrosis, cabe temer la artritis, una inflamación de las articulaciones y, en particular, de los cartílagos o las membranas articulares que los recubren.

¿Cómo se prolonga la juventud del esqueleto, los músculos y los tendones?

De forma general, hay que cuidarse a tiempo. Un problema menor mal resuelto puede tener consecuencias desastrosas más tarde. Un antiguo esguince mal curado puede traducirse años más tarde en afecciones mucho más graves. Hay que moverse bien: un gesto ejecutado convenientemente será fácilmente soportado por una articulación. Además, hay que mantener el cuerpo en forma haciendo ejercicio. La práctica de un deporte, por poco regular que sea, bien hecha y moderada si no se lleva mucho tiempo haciendo deporte, mejora la flexibilidad y la resistencia del cuerpo, así como las capacidades respiratorias, cardiacas y motrices. Existen numerosas asociaciones susceptibles de aportar un ambiente de calidad (véase capítulo «Direcciones útiles», págs. 149-154). Hay que reducir al mínimo las convalecencias en cama. La masa muscular se funde como nieve al sol, fenómeno que puede afectar al 40 % de la misma en quince días. La permanencia en cama acelera también la descalcificación y aumenta el riesgo de trombosis.

La artrosis

¿Cuáles son los daños causados por la artrosis?

La artrosis es una enfermedad que deteriora el cartílago de las articulaciones. El cartílago habitualmente liso y brillante pierde parte de su poder, se resquebraja, se desgasta, se adelgaza. La fluidez del movimiento se ve obstaculizada. Resulta doloroso. La artrosis es la más difundida de todas las enfermedades articulares. A los 65 años, 7 de cada 10 mujeres la padecen. El porcentaje aumenta con la edad.

Este desgaste sobreviene a veces tras años de esfuerzos de una articulación o después de una fractura mal consolidada. La artrosis afecta a cualquier articulación, pero las más afectadas son las que soportan el peso del cuerpo. Así, la cadera, la rodilla, los pies y la columna vertebral son los más expuestos. Las manos también la sufren, sobre todo las mujeres.

La artrosis aparece a veces muy pronto en el transcurso de la vida —a partir de los 35 años— debido a malformaciones, trastornos músculo-esqueléticos (rodillas hacia dentro, *genu valgo*, o hacia fuera, *genu varo*) o microtraumatismos accidentales, profesionales o deportivos, pero en general comienza a manifestarse en torno a los 60 años. Una articulación forzada o un gesto mal realizado pueden provocar una lesión del cartílago que acarrea la aparición de excrecencias. Éstas son las que a veces deforman las manos y dificultan su movilidad. La artrosis provoca un dolor que se manifiesta cada vez que la articulación trabaja. Si varias articulaciones son dolorosas, hay que hablar de poliartrosis, aunque es menos frecuente.

¿Cuáles son los signos precursores de la artrosis?

Los síntomas de la artrosis se manifiestan progresivamente; se trata al principio de dolor en torno a la articulación. Cuando el dolor persiste y la articulación se vuelve rígida o permanece hinchada durante varios días, no hay que vacilar en consultar a un médico. Las articulaciones afectadas de artrosis pueden incluso generar una especie de ruido de roce, o pueden aparecer protuberancias y nódulos, lo cual resulta bastante frecuente en los dedos de los pies y de las manos. De forma general, las articulaciones carecen de flexibilidad; los movimientos, dificultados, pierden amplitud. Algunas tareas cotidianas resultan más difíciles de realizar. La articulación puede deformarse.

¿Existen factores de riesgo?

Los científicos empiezan a comprender los mecanismos que provocan la degradación del cartílago y a delimitar los elementos agravantes. Algunos factores, como la herencia, la obesidad, los traumatismos (debidos a un accidente o al uso desmesurado de una articulación) favorecen la aparición de la artrosis. Cuando una articulación queda dañada debido a un accidente o un golpe, es imprescindible darle tiempo para que se repare por completo antes de utilizarla. Una articulación mal curada tiene todos los riesgos de verse afectada por la artrosis más tarde.

¿Cómo se trata esta afección?

La artrosis es dolorosa, por lo que el tratamiento médico aspira a mitigar este dolor. Los medicamentos analgésicos, como el ácido acetilsalicílico o el paracetamol, aportan en muchos casos un verdadero alivio. Pero sólo un médico puede determinar la dosis necesaria. En ocasiones se prescriben infiltraciones. A estos tratamientos sintomáticos (que tratan los síntomas) se ha añadido hace poco un tratamiento específico (que trata la enfermedad). En efecto, la aparición de medicamentos contra la artrosis abre nuevas perspectivas de tratamiento. Estos fármacos ya no se toman sólo cuando surgen las crisis y los dolores; se prescriben como terapia a largo plazo y consiguen frenar la evolución de la enfermedad. El tratamiento de la artrosis puede englobar asimismo sesiones de quinesiterapia para corregir un movimiento o reforzar una zona muscular. Este trabajo también permitirá aliviar la articulación y, por consiguiente, actuar contra el dolor. El ejercicio puede atenuar los síntomas y contribuir al bienestar general: consiste en unos estiramientos suaves, y las actividades físicas que no fuerzan demasiado las articulaciones, como la natación, la gimnasia en el agua e incluso la marcha, resultan muy recomendables. En la vida cotidiana, es necesario tratar de proteger las articulaciones mediante posturas adecuadas, cambiar con cierta frecuencia de posición y actividad, controlar el peso, utilizar ayudas, como los bastones, los carritos para el equipaje, etc. En casos más graves, deberá considerarse la posibilidad de una intervención quirúrgica para eliminar las asperezas, retirar los restos de cartílago e incluso reemplazar la articulación defectuosa por una prótesis. De este modo, en el caso de la artrosis de cadera o de rodilla, la implantación de una prótesis permite recuperar una actividad normal. La artrosis de rodilla constituye el tipo más habitual de artrosis a partir de los 50 años; afecta a tres millones de personas en España (sobre todo mujeres); en España se implantan al año 30.000 prótesis de rodilla. El beneficio de esta operación no es inmediato; hay que esperar varios meses para habituarse y recuperar una perfecta movilidad.

La artritis

¿Cómo se reconoce la artritis?

Como indica su sufijo *-itis*, la artritis (aunque sería más acertado decir *las artritis*, ya que esta enfermedad engloba formas diferentes) deriva de una inflamación periódica del cartílago de las articulaciones o de las membranas articulares denominadas membranas sinoviales.

Como ocurre con cualquier inflamación, la parte afectada aparece roja, caliente y dolorida, incluso en reposo.

Se han identificado varias causas, entre ellas, la gota. Un exceso de ácido úrico acarrea la aparición de cristales diminutos que invaden la articulación y la inflaman. Asimismo, cabe atribuirla a afecciones inmunitarias como la artritis reumatoide, que afectan al 0,3-1 % de las mujeres del mundo entero. Algunas enfermedades infecciosas, en particular las enfermedades de transmisión sexual (ETS), pueden originar la inflamación. Un foco infeccioso, incluso si está alejado de la articulación, puede provocar su irritación. Así, un diente descuidado constituye a veces el origen de la artritis de una articulación. De forma general, es imprescindible cuidar bien cualquier infección para evitar que los gérmenes puedan *pasearse* por todo el organismo y llegar a contaminar otra parte del cuerpo, provocando una enfermedad a veces mucho más grave que la enfermedad inicial. En el pasado, ¡cuántos soplos cardiacos aparecieron a consecuencia de unas anginas mal curadas!

¿Cómo se trata la artritis?

Tan pronto como aparecen los primeros síntomas, hay que consultar a un médico. Esta enfermedad es difícil de prevenir. Si su origen es la gota, además de la toma de medicamentos específicos, habrá que reducir las aportaciones de ácido úrico de la alimentación. Los embutidos y la carne de caza deberán consumirse con mayor moderación. Esta última categoría de alimentos explica por qué son los cazadores un blanco privilegiado de una afección que, si bien no es muy grave (aunque, sin tratamiento, puede dañar definitivamente los riñones), no deja de ser muy dolorosa.

Como en todas las enfermedades articulares, será necesario controlar el peso con objeto de aliviar el esfuerzo de las articulaciones.

Asimismo, se puede prever una cura termal como tratamiento complementario para tratar las secuelas de la artritis. Existen numerosos balnearios en toda España que se han especializado en este tipo de tratamientos.

La artritis provoca unos sufrimientos terribles. El tratamiento engloba analgésicos para luchar contra el dolor y antiinflamatorios para combatir el proceso inflamatorio.

¿Cómo se distingue la artritis de la artrosis?

Es cierto que tanto la una como la otra provocan dolores en las articulaciones y resulta difícil distinguirlas. No obstante, existe un signo que permite reconocerlas: la artritis, a diferencia de la artrosis, produce molestias incluso en reposo.

La artrosis es una enfermedad degenerativa, mientras que la artritis constituye una enfermedad inflamatoria.

La artritis es una afección aguda; puede curarse. En cambio, la artrosis, una enfermedad crónica, no tiene tratamiento. Sólo se puede frenar su evolución y actuar contra los dolores que provoca.

Los reumatismos

¿Qué enfermedades designan?

El término *reumatismos* designa a todas las afecciones degenerativas o inflamatorias de las articulaciones. Pueden acarrear dolores, rigideces, inflamaciones y deformaciones, e incluso repercutir en el estado general.

Una de las formas más severas es la artritis reumatoide atrófica; esta enfermedad, que puede invalidar mucho al enfermo, explica la deformación de las manos de algunas personas.

La osteoporosis

¿Cuáles son los efectos de la osteoporosis? ¿Pueden remediarse?

El hueso es un tejido vivo; se halla en perpetua renovación. Fases de construcción suceden a fases de destrucción. En la infancia, las primeras superan con diferencia a las segundas. En el caso de la osteoporosis, el proceso se invierte, y el hueso se descalcifica. Los huesos frágiles están más expuestos a padecer fracturas.

Existen varias formas de osteoporosis; la más frecuente está directamente vinculada a la menopausia por las caídas hormonales que genera. La menopausia provoca el hundimiento de las vértebras, los dolores de la pelvis y las fracturas, en particular, la de muñeca. Esto se corrobora por el análisis del nivel de calcio en la sangre, la orina e incluso el hueso (calcidosimetría).

Para combatirla, los médicos prescriben a menudo un tratamiento hormonal sustitutivo a las mujeres mayores de 50 años. Unos años más tarde, los hombres se ven tan afectados por la osteoporosis como las mujeres. Esta forma de osteoporosis explica la frecuencia de las fracturas del cuello del fémur en este sector de la población.

En todos los casos, es imprescindible compensar las pérdidas de calcio. Para ello, se recomienda tomar 1.500 miligramos de calcio al día (cantidad que corresponde a un litro de leche) y no bajar nunca de los 900 miligramos diarios para no poner en peligro el capital óseo.

La leche no es el único alimento susceptible de aportarnos calcio; todos sus derivados lo contienen (medio litro de leche y dos yogures o 300 gramos de queso blanco proporcionan la ración recomendada).

Asimismo, aportan calcio la fruta, los cereales y algunas aguas minerales (véase el recuadro del capítulo «La alimentación», pág. 119).

Pero tomar calcio no basta, hay que evitar también las carencias de vitamina D. Esta vitamina, que se da a los niños pequeños, es fabricada normalmente por el cuerpo, y para ser más exactos, por la piel bajo la acción del sol. Resulta útil para favorecer la absorción del calcio por parte de nuestro cuerpo. Si la exposición al sol no es lo bastante importante, el organismo carece de esta valiosa vitamina, por lo que será necesaria una aportación en forma de comprimidos.

El tercer medio para luchar contra la osteoporosis es el ejercicio; en efecto, los huesos se consolidan moviéndose. Por ello, hay que caminar, permanecer activo, hacer gimnasia.

Por sorprendente que parezca, los huesos se regeneran por efecto del trabajo, es decir, cuando se ponen en acción. Aumentan su masa ósea para adaptarse al esfuerzo que se les exige. Así pues, para fortalecer la osamenta, nada sustituye al ejercicio. El más sencillo de realizar es el paseo. Media hora de marcha al día evita muchos problemas de salud.

La fibromialgia

¿Qué es la fibromialgia?

Es una enfermedad que afecta a más de dos millones de personas y, sobre todo, a mujeres mayores de 50 años. Se conocía con el nombre de fibrositis. Los médicos hablan también del SPID, síndrome poliálgico idiopático difuso. Es una inflamación del tejido fibroso en cualquier parte del cuerpo, sea cual fuere la causa. El enfermo padece dolores generalizados en el conjunto del cuerpo.

Para establecer su diagnóstico, el médico comprueba si el enfermo sufre más al apoyarse al menos en 11 de los 18 puntos sensibles identificados, correspondientes al punto de anclaje de los tendones en los músculos. A estos dolores pueden añadirse otros síntomas, como cefaleas y estados depresivos.

Los tratamientos se basan en la toma de medicamentos sintomáticos asociada a una buena higiene de vida.

Las lesiones musculares y articulares

¿Cómo se reconocen y tratan las lesiones musculares?

Cabe distinguir las lesiones de origen externo de las de origen interno. En la primera categoría se incluyen las contusiones. Derivan de una caída o un golpe que provocan generalmente un hematoma bajo la piel (equimosis superficial) y en los músculos. El dolor resulta agudo y localizado. La aplicación inmediata de frío (hielo) calma la herida, que sobre todo nunca hay que frotar. Sólo se aconseja el reposo con un vendaje compresivo.

Las lesiones de origen interno surgen cuando el músculo se fuerza de forma anómala (mala postura, mala preparación, fatiga, intensidad demasiado elevada). Provocan, por orden de gravedad, o bien una distensión, o bien un desgarro. En el caso de las distensiones, el músculo queda traumatizado pero no lesionado. El dolor es intenso. Después de aplicar frío, la distensión se cura con reposo y con una posterior reanudación muy progresiva de la actividad. Con un desgarro, el dolor persiste en reposo. Las fibras de un músculo se han roto. Puede aparecer una equimosis posteriormente. Es imprescindible hacer reposo. Más tarde, puede aparecer un núcleo indurado en la zona de la lesión. Habrá que esperar a su completa desaparición antes de reanudar la actividad.

Las tendinitis son inflamaciones de los tendones que pueden sobrevenir debido a una fatiga, una deshidratación o la repetición excesiva de un gesto. Obligan a guardar reposo al principio, y después, a la reanudación progresiva de la actividad. Las *agujetas* provienen de un esfuerzo realizado por un músculo mal preparado. Desaparecen por sí solas.

¿Cómo se reconocen y tratan las lesiones articulares?

Los esguinces se producen cuando se separan dos superficies articulares a consecuencia de un traumatismo y regresan después a su posición original. El resultado es un desgarro o una rotura de ligamentos. Su tratamiento varía según su localización y gravedad. El esguince más frecuente afecta al tobillo. En primer lugar, hay que tener en cuenta que es una tontería caminar «para comprobar si es grave». Signos visibles responden a esta pregunta.

Si el esguince es ligero, el dolor resulta soportable y sólo se observa un ligero edema. El maléolo externo, prominencia ósea lateral del tobillo constituida por el extremo inferior del peroné, se muestra muy sensible al tacto. Se aconseja aplicar frío y un vendaje compresivo.

Si el esguince es más grave, el dolor es más intenso; se forma entonces una tumoración sobre el maléolo externo y una amplia equimosis. Hay que aplicar hielo, dejar reposar la articulación y caminar sin apoyo. A continuación, la articulación deberá escayolarse o mantenerse inmovilizada mediante un vendaje elástico adhesivo. Algunos esguinces graves requieren incluso cirugía.

En el caso de las luxaciones, por efecto de una contusión, dos superficies articulares se separan y no regresan a su posición de origen. La articulación desencajada impide cualquier movimiento, y a menudo se agrava la lesión con un desgarro o una rotura de ligamentos. El miembro debe inmovilizarse en la posición menos dolorosa. La luxación de hombro es la más frecuente. Pero, sea como fuere, una luxación exige una rápida intervención médica.

LAS TENDINITIS

Los tendones son las correas que fijan los músculos a los huesos. Aseguran flexibilidad y estabilidad en la articulación. Trabajan mucho, por lo que se deterioran con facilidad, a veces ya en la juventud. La tendinitis afecta a personas de 30 años que se han excedido en su actividad. El deporte practicado de forma demasiado violenta o unos gestos demasiado repetitivos pueden ser su causa. Por lo tanto, no se puede asociar verdaderamente esta afección con la vejez. Todas las generaciones se ven afectadas. Un tendón fatigado requiere reposo para recuperarse. El dolor puede atenuarse con analgésicos habituales (ácido acetilsalicílico o paracetamol). A veces se prescribe mesoterapia (inyección de antiinflamatorios) en lugar de la toma clásica por vía oral de antiinflamatorios, en ocasiones mal tolerados por el estómago. Una nueva generación de fármacos parece disminuir esta molestia.

¿Cómo se reconoce una fractura?

Provoca un dolor intenso, insoportable, que se agrava con los movimientos. La gravedad de las fracturas depende, evidentemente, de su localización. Para algunas, es posible efectuar algunos primeros auxilios; para otras, será necesario evitarle cualquier movimiento al herido. En presencia de una fractura en una pierna, hay que aflojar el zapato sin quitarlo antes de tratar de inmovilizar el miembro afectado.

Una fractura de columna vertebral es una situación particularmente peligrosa. Una lesión en la médula espinal tiene consecuencias gravísimas. No hay que mover al herido, pero sí tratar de aislarle del frío. En el caso de las fracturas abiertas, el hueso fracturado ha perforado la piel y se halla al aire libre; hay riesgo de infección. Como en todas las fracturas, hay que inmovilizarla y tratar la herida y la hemorragia cuando exista. Todos estos casos, evidentemente, obligan a solicitar ayuda lo antes posible. A partir de los 80 años, el riesgo de fractura del cuello del fémur aumenta debido a la descalcificación masiva del esqueleto. Se cree a menudo que esta fractura es consecuencia de una caída, cuando a menudo es su causa. En numerosos casos, la solución adoptada es la prótesis de cadera. Se implantan más de 30.000 en España cada año.

El dolor de espalda

Se considera el dolor de espalda el mal de nuestro siglo. ¿Por qué?

Privilegio de nuestra evolución, el *Homo sapiens*, al ponerse en pie, hizo recaer todo su peso no sobre sus cuatro miembros sino sólo sobre dos: el hombre es un *animal erguido*. Fue necesario que su cuerpo se adaptase a esta transformación. Algunos músculos, como el glúteo, se reforzaron. Para mantenerse en pie, nuestro cuerpo necesita una columna vertebral sólida y en buen estado. Está formada por vértebras articuladas entre sí y con las demás partes del cuerpo. Estas vértebras están separadas unas de otras por unos discos que sirven de amortiguadores y proporcionan flexibilidad al conjunto. Para dar cohesión a este conjunto, hay que añadirle, evidentemente, músculos y ligamentos que, como los obenques de un barco, permiten a la columna mantener su posición.

La espalda presenta tres curvaturas naturales que proporcionan una mayor solidez a la columna. Es imprescindible mantener estas tres curvaturas a lo largo de la existencia para proteger la espalda. La espalda está constantemente movilizada, sus elementos constitutivos se desgastan. Los discos intervertebrales se deterioran y cumplen con menor eficacia su función de distribución de presión. Pueden aparecer hernias discales (en general, entre los 30 y 50 años; con menos frecuencia, después). Las propias vértebras se desgastan. El hueso se hace más denso o se descalcifica debido a la osteoporosis. La columna puede sufrir de artrosis, en particular a la altura del cuello. Esta artrosis cervical afecta prácticamente a la totalidad de los mayores de 50 años. Hoy en día, casi una de cada dos personas sufre de la espalda.

¿En qué casos hay que consultar a un médico?

Tener dolor de espalda es una noción muy vaga. Abarca dolores en los músculos, tendones, ligamentos o articulaciones, que raramente son graves, aunque algunos son insoportables.

En contrapartida, algunos dolores reflejados en la espalda son provocados por el estómago, el corazón, los pulmones, el útero, los riñones o la vejiga, y en esos casos es imprescindible consultar a un médico. Lo mismo ocurre si estos dolores se deben a una inflamación o una compresión de un nervio, como ocurre con la ciática. Los dolores derivados de una caída pueden sugerir una fractura o una fisura, por lo que exigen una intervención médica de urgencia. Cada vez que un dolor se acompañe de malestar general, o vómitos, si el reposo no lo calma, si una tos lo acentúa, es imprescindible consultar a un médico.

¿Cómo conviene proteger la espalda?

Sabemos crear máquinas para ahorrarnos esfuerzos físicos, pero descuidamos nuestro propio potencial. En efecto, un gran número de estos dolores se debe a malas posiciones o a gestos mal realizados y repetidos a lo largo de toda nuestra existencia. Mantenerse bien (se aprende desde la infancia) evita muchos dolores más tarde.

En primer lugar, para ahorrar esfuerzos a los discos intervertebrales, hay que evitar llevar cargas demasiado pesadas, sobre todo en posiciones que aumenten la presión en el disco (inclinado hacia delante, hacia un lado). Cada movimiento debe esforzarse por mantener la espalda en su curvatura natural, es decir, conservar la curvatura cervical, dorsal y lumbar. Para llevar un objeto, debemos doblar las piernas y conservar la espalda recta; así los discos sufren una menor deformación. En general, cualquier gesto brusco, de amplitud excesiva, debe evitarse, así como las grandes torsiones y las posturas fatigosas prolongadas.

Hay que proteger la espalda siempre. ¿Cuáles son los buenos hábitos que hay que adoptar para sentarse, acostarse y estar de pie sin dañar la columna vertebral?

En cada momento del día, debemos aplicar los buenos gestos que ahorran esfuerzos a nuestra espalda. Así, para levantarnos y acostarnos, evitemos los movimientos bruscos y rápidos; debe trabajar el conjunto de nuestro cuerpo y no únicamente nuestra espalda. Para sentarse, hay que evitar dejarse caer pesadamente en un sillón; al contrario, hay que apoyar el cuerpo con suavidad, adquirir un sillón que sostenga la espalda hasta la nuca, situarse frente a la televisión o la persona con la que se habla para evitar cualquier torsión. Una vez sentado, el cuerpo debe inclinarse ligeramente hacia atrás y los brazos deben apoyarse en los brazos del sillón. Todo movimiento tiene que realizarse en etapas sucesivas y no en bloque y con fuerza.

Para dormir, la posición de costado, con una rodilla doblada, se considera la menos fatigosa, aunque se puede optar por una posición sobre la espalda. Una buena cama, con un somier bastante firme, garantiza un sueño mejor.

La posición de pie es más fácil de soportar con las piernas ligeramente separadas y los pies algo dirigidos hacia el exterior, con el peso del cuerpo bien repartido sobre las dos piernas. Para instalarnos en un coche, pensemos en sentarnos, y luego en girar nuestra pelvis para meter o sacar las piernas. Tanto si se plancha sentado como de pie, la tabla de planchar debe situarse a unos 15 centímetros por debajo del nivel de los codos. Para fregar los platos o preparar las comidas, hay que limitar al máximo los esfuerzos de la espalda y servirse de una superficie ubicada a una altura conveniente. Los fregaderos antiguos normalmente están situados demasiado bajos.

¿Cómo conviene llevar objetos sin que sufran las vértebras?

A menudo nos hacemos daño en la espalda al llevar objetos. En primer lugar, es preferible llevar dos bolsas de igual peso que una sola bolsa grande; las cargas estarán mejor repartidas; un bolso en bandolera o una mochila son preferibles a un bolso llevado en el brazo. Si se lleva una mochila de excursión, no olvidemos ajustar el cinturón ventral. Para cargarnos una mochila a la espalda, apoyémosla en una mesa y pasemos los brazos por los tirantes doblando las rodillas para ponernos a la altura adecuada. Para que estos gestos resulten automáticos, deben aprenderse desde la infancia; enseñémoslos a los niños pequeños.

Para recoger un objeto que ha caído al suelo, existen dos métodos: el que consiste en doblar las rodillas y bajar con la espalda recta o el denominado del balancín, que consiste en bascular el conjunto del cuerpo hacia delante apoyándose en una sola pierna; la otra se levanta hacia atrás y actúa de balancín.

¿Es posible aprender estos movimientos con un profesional?

Numerosos quinesiterapeutas enseñan estos movimientos; no dude en comentárselo a su médico o directamente a profesionales. En la mayoría de los casos, estos últimos completan los ejercicios con estiramientos, relajación y musculación, que permiten aliviar la espalda. Estos ejercicios mejoran asimismo la flexibilidad y el equilibrio, ofrecen la ocasión de armarse contra las caídas, que provocan, subrayémoslo, aproximadamente unos nueve mil fallecimientos al año entre los mayores de 65 años. (Véase capítulo «Cuidado con las caídas», págs. 127-134).

LOS MOVIMIENTOS CORRECTOS EN LA VIDA COTIDIANA PARA AHORRARLE ESFUERZOS A LA ESPALDA

- En lugar de doblarse por la mitad para atarse los zapatos, levante el pie apoyándolo, por ejemplo, en un taburete o un escalón.
- Reparta la carga que debe llevar en dos bolsas de peso similar en vez de una.
- Cada vez que deba agacharse, piense en doblar las rodillas y lleve la carga lo más cerca posible del cuerpo, nunca con los brazos estirados.
- Para hacer la cama, póngase de rodillas o doble las piernas y mantenga la espalda recta.

Los pies

¡Cómo deberíamos cuidar nuestros pies; nos prestan tantos servicios! Piense que los pies de una persona de más de 70 años pueden haber recorrido el equivalente a tres vueltas al mundo. Soportan el peso del cuerpo y, para proporcionar al conjunto una gran movilidad, están compuestos por una compleja estructura de

26 huesos, ligamentos, músculos extensores, flexores y elevadores, y por el famoso tendón de Aquiles.

Como en todo edificio, la solidez del conjunto está estrechamente relacionada con su base. La salud de los pies es determinante. ¿Cómo hay que cuidarlos?

Los pies soportan el peso del cuerpo y merecen que se les cuide. Participan en el equilibrio y el movimiento. En primer lugar, debemos velar por su integridad física, tratar las micosis, las uñas encarnadas y la sequedad.

Un buen aseo consiste en utilizar agua que no debe superar los 37 °C (esta temperatura debe bajar en caso de varices), para no resecar la piel. Es preferible utilizar jabón de Marsella. El aseo debe terminar con un buen secado, eficaz pero no demasiado violento. No hay que olvidar secar entre los dedos, ya que mantener los pies húmedos favorece las micosis.

Las uñas deben cortarse, aunque no demasiado, con ayuda de otra persona si no se tiene suficiente flexibilidad. Hay que utilizar unas tijeras de punta redonda y no cortar nunca las esquinas. Los cortaúñas pueden causar lesiones. Hay que cambiarse de calcetines cada día y optar por calcetines 100 % algodón, más absorbentes. El empleo de una crema hidratante conservará la flexibilidad de la epidermis y aportará cierta relajación. Los problemas de transpiración exigen lavarse a menudo los pies y secarlos bien.

La elección del calzado es primordial. Es preferible probárselo a última hora de la tarde, cuando el pie está más hinchado que por la mañana. No deben ser demasiado planos; la altura adecuada del tacón es de 20-25 mm para los hombres y de 40-50 mm para las mujeres. Para no lesionar el pie, el interior del zapato no debe presentar ninguna aspereza o costura prominente. Hay que conservar la flexibilidad de los zapatos embetunándolos regularmente, comprobar el desgaste del tacón, que puede desequilibrar el conjunto, y evitar el hierro, demasiado resbaladizo. Se recomienda poseer al menos dos pares de zapatos para alternarlos.

Con la edad disminuye la sensibilidad del pie; es preferible evitar las suelas demasiado gruesas para favorecer una buena percepción del suelo. Esta facultad puede conservarse o mejorarse caminando descalzo, caminando calzado por terrenos diversos y materiales diferentes, o haciendo unos sencillos ejercicios en casa. Veamos uno muy simple: sentado en una silla descalzo, se trata de seguir el movimiento de un balón con los pies.

¿Cuáles son las afecciones más frecuentes?

Los callos son engrosamientos duros de la piel, muy localizados. Los ocasiona el roce de zapatos demasiado apretados o rígidos, aunque también los causan las deformaciones de los dedos. Como las durezas (engrosamiento duro de la piel en una amplia superficie) y los ojos de gallo (engrosamiento blando de la piel), son competencia del pedicuro. Los tratamientos que se venden en farmacias para aplicárselos uno mismo no resultan demasiado eficaces. También en caso de uñas encarnadas, una lesión frecuente sobre todo en el dedo gordo, habrá que consultar a un pedicuro. Esta uña que penetra en la piel abre la puerta a las infecciones y deberá tratarse rápidamente antes de que la irritación sea muy importante.

¿La aparición de los juanetes *(Hallux valgus)* se debe a un calzado inadecuado?

El juanete, o la desviación hacia fuera del hueso del dedo gordo, es una deformación frecuente, sobre todo en las mujeres. El calzado no es el culpable; su origen es principalmente hereditario. Este problema afecta esencialmente a las mujeres (sesenta veces más que a los hombres), quizá agravado por un calzado demasiado estrecho o tacones demasiado altos. El calzado ancho alivia el dolor. La única solución eficaz sigue siendo hoy en día la intervención quirúrgica. Se practica con anestesia local y requiere en general cuatro o cinco días de hospitalización.

¿Cuáles son las causas de los dolores plantares?

Estos dolores plantares afectan principalmente a las personas con sobrepeso. El pie se dobla y tiene dificultades para repartirse el peso. Los dolores de los dedos gordos pueden deberse a la artrosis; los del talón, a una deformación del pie (pie plano). Para poner remedio a estos trastornos, existen plantillas ortopédicas adecuadas para cada situación; los masajes y la reeducación aportan en muchos casos un verdadero alivio.

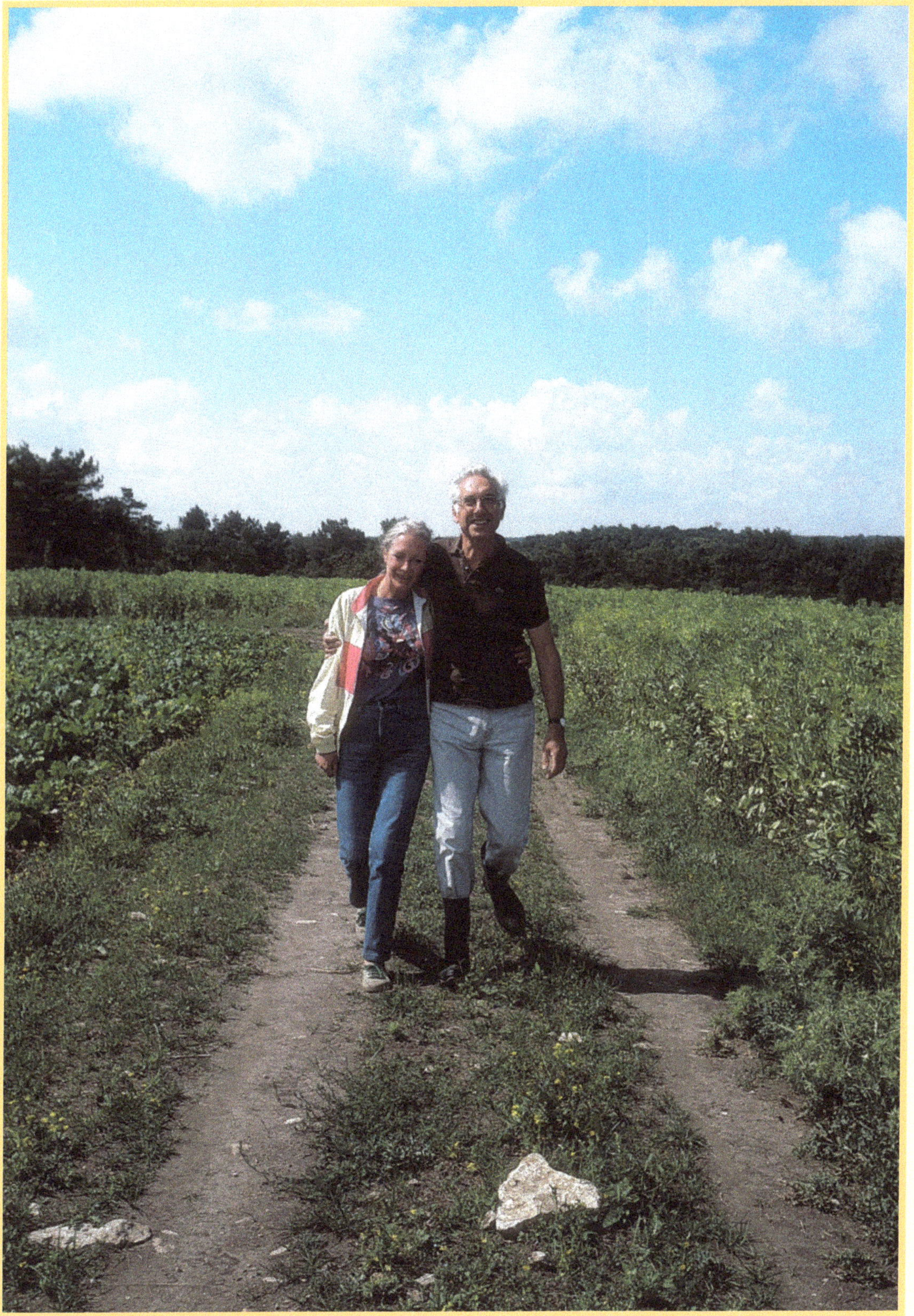

Los 65 años significan el descubrimiento de la jubilación y sus atractivos: proyectos de viajes, aficiones, estudios...
(Fotografía de Pascale L. R.-Alpha/Oméga)

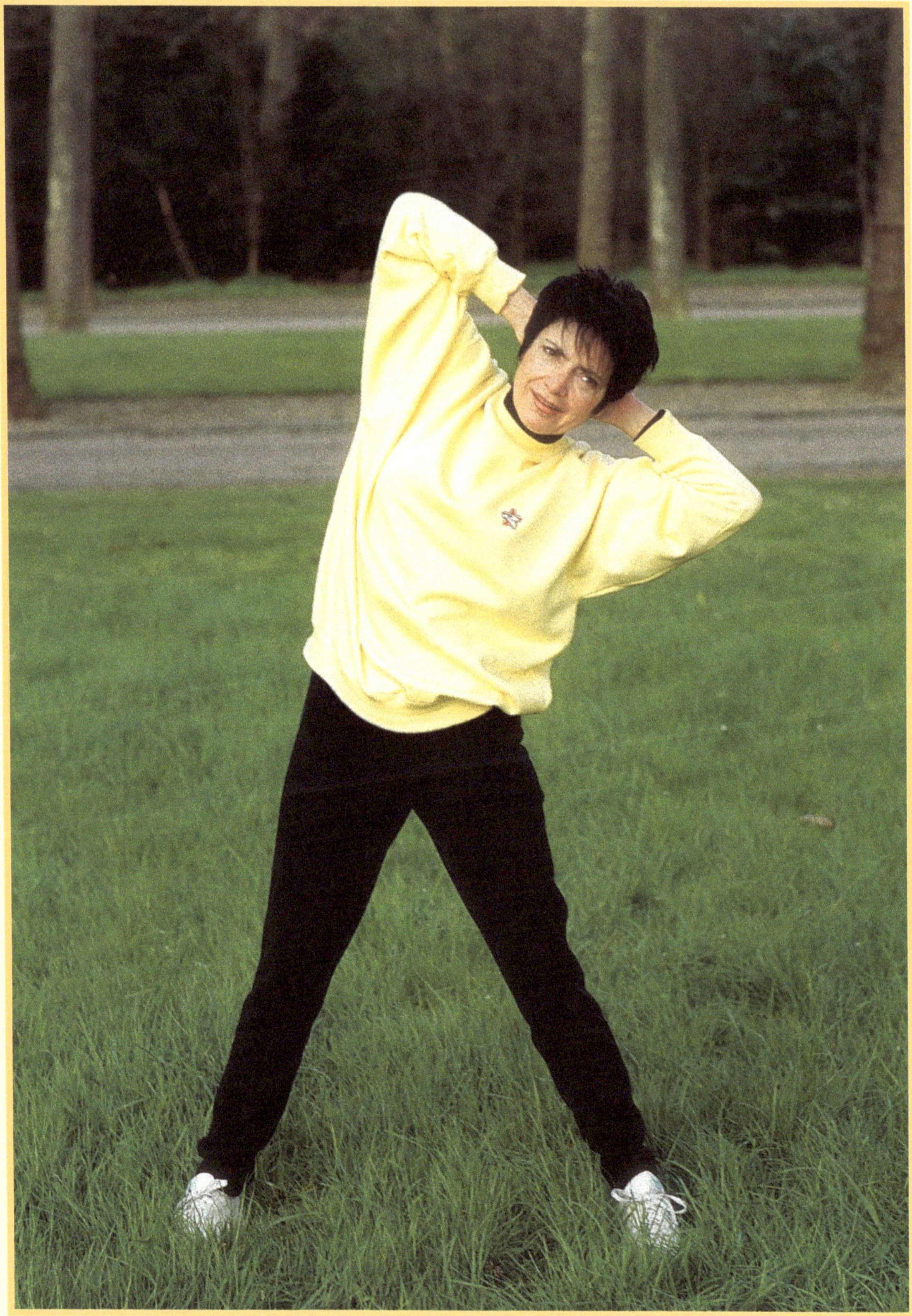

La práctica diaria de gimnasia a partir de los cincuenta garantiza salud y bienestar: las articulaciones ganan flexibilidad, las funciones respiratorias se tonifican, etc. (Fotografía de Christian Limouzy)

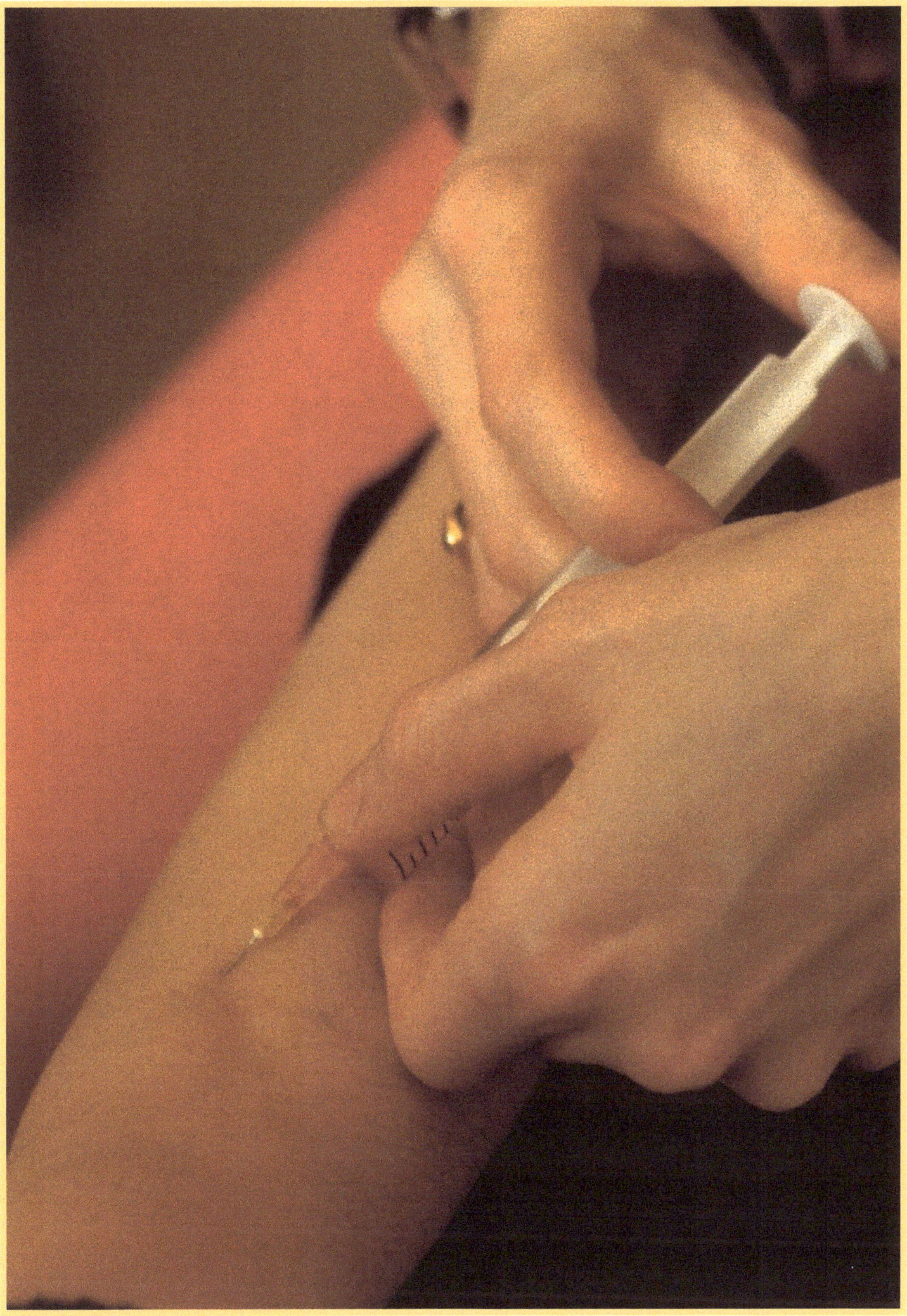

La vacuna de la gripe es especialmente importante a partir de los cincuenta. Se recomienda su administración todos los años en otoño. (Fotografía de John Pole-Alpha/Oméga)

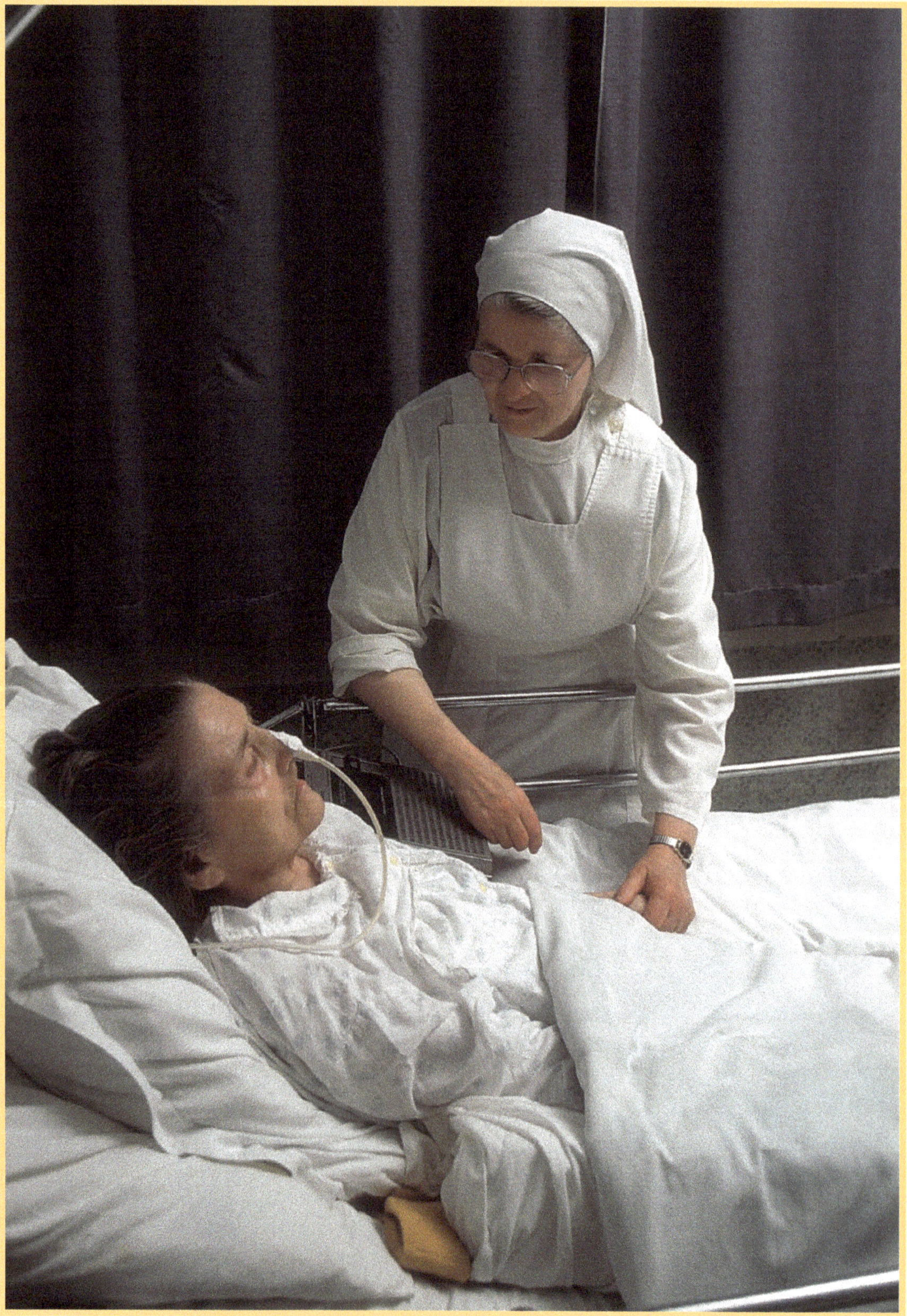

La asistencia y el cuidado de las enfermeras durante una hospitalización resulta de gran importancia para la evolución de los pacientes. (Fotografía de John Pole-Alpha/Oméga)

La edad de las arterias y los trastornos cardiovasculares

El sistema cardiovascular se modifica con la edad; los vasos, al perder parte de su elasticidad, acusan el paso de los años. No obstante, una vida sana constituye una protección frente a las enfermedades cardiovasculares, mientras que los malos hábitos (tabaco, alimentación demasiado rica en grasas, falta de ejercicio) multiplican los riesgos de padecerlas.

Las enfermedades arteriales

¿Qué lesiones perjudican principalmente el corazón?

Una de las enfermedades cardiovasculares más temibles es la arteriosclerosis. El principio de esta enfermedad se conoce desde hace tiempo. Con los años, las arterias y los vasos sanguíneos tienden a endurecerse; un depósito graso mengua su elasticidad y llega a obstruirlos. El corazón, peor irrigado, puede *asfixiarse*. Se agota al intentar propulsar la sangre por los conductos obstruidos. Aumenta la tensión arterial. El sistema cardiovascular está en peligro. Existe el riesgo de sufrir una angina de pecho o, peor aún, un infarto si la obstrucción es total.

Existen señales de alerta, como el dolor torácico (muchos enfermos hablan de una opresión en el pecho). En estos casos, debe llevarse al enfermo al hospital de inmediato.

¿Cómo se reconocen las enfermedades arteriales?

La arteriosclerosis se acompaña a menudo de signos asociados, como las varices y los calambres. Sentir dolor en las piernas después de caminar sólo 100 metros suele ser consecuencia de un problema circulatorio en los miembros inferiores. Por desgracia, es uno de los signos que sugieren la arteriosclerosis, o una de sus consecuencias, la arteritis.

Estas enfermedades arteriales se tratan con medicamentos, o cuando las afecciones resultan más graves, mediante la dilatación de las arterias afectadas o con la realización de un puente; en este caso se derivará la arteria.

Aunque estos importantes trastornos circulatorios presentan orígenes hereditarios, se hallan estrechamente relacionados con nuestros hábitos alimentarios, agravados por el tabaquismo y la vida sedentaria. Por ello, resulta imprescindible limitar los alimentos ricos en colesterol y el alcohol.

¿TIENE USTED UN BUEN PULSO?

Por la mañana, al despertar, tómese el pulso durante treinta segundos y multiplique esta cifra por dos para conocer el número de pulsaciones por minuto.

Una mujer de más de 50 años tiene un pulso *excelente* hasta 75 pulsaciones por minuto; *bueno* entre 76 y 83 pulsaciones por minuto; *pasable* entre 84 y 102 pulsaciones por minuto, y *mediocre* si supera la cifra de 103 pulsaciones por minuto. Un hombre de más de 50 años tiene un pulso *excelente* hasta 67 pulsaciones por minuto; *bueno* entre 68 y 75 pulsaciones por minuto; *pasable* entre 76 y 89 pulsaciones por minuto, y *mediocre* si supera la cifra de 90 pulsaciones por minuto.

¿Qué síntomas anuncian el tan temido infarto de miocardio?

El infarto de miocardio es la consecuencia más grave que se produce cuando se obstruye una arteria coronaria. Una parte del músculo cardiaco sufre necrosis. El enfermo percibe una sensación de opresión sobre el esternón, junto a una elevada angustia, se queja de un dolor irradiado a los brazos, el cuello y la mandíbula. Es imprescindible llamar a la Cruz Roja o al servicio de urgencias correspondiente para que lo evacuen rápidamente a un centro de cuidados intensivos. Seguirá a continuación un tratamiento de por vida para reducir su colesterol e hipertensión, deberá adoptar un régimen alimentario adaptado y podrá reanudar progresivamente sus actividades.

¿Qué es un puente *by-pass* coronario?

Cuando se obstruye una arteria coronaria, se impide el aporte de oxígeno y de nutrientes necesarios al corazón. Por ello, es necesario restablecer ese enlace. Si la obstrucción es total, se produce el infarto de miocardio, el corazón deja de abastecerse de oxígeno. Pero antes de alcanzar esta fase última, la arteria puede presentar un estrechamiento. Si no es posible dilatar la arteria para que el caudal sanguíneo sea suficiente, se considera la realización de un puente. Se trata de rodear el obstáculo sustituyendo la arteria defectuosa por otro vaso sanguíneo (en la mayoría de los casos, los cirujanos utilizan la vena safena tomada de la pierna del paciente).

Cuando existen varias lesiones en una o en las tres arterias coronarias que poseemos, hay que multiplicar los puentes para aislar el punto obstruido. Se habla entonces de doble, triple, cuádruple o quíntuple *by-pass*.

¿Qué es una embolia cerebral o Accidente Vascular Cerebral (AVC)?

Esta patología se debe a la obstrucción de una arteria que riega el cerebro. A menudo va precedida de un accidente menos grave por ser temporal, denominado *accidente isquémico transitorio*. Nunca dura más de 24 horas, durante las cuales la circulación sanguínea se interrumpe en uno de los vasos del cerebro, provocando trastornos del habla y de la visión, embotamientos e incluso parálisis pasajeras. Esta primera alerta es una urgencia médica. Estas embolias cerebrales afectan a 130.000 personas al año, y las tres cuartas partes tienen más de 65 años. Otras formas más graves corresponden a una hemorragia cerebral. Se trata de la tercera causa de mortalidad después del cáncer y las enfermedades cardiovasculares.

¿Cuáles son las consecuencias de una embolia cerebral o Accidente Vascular Cerebral?

En general, la víctima sufre una parálisis, a menudo en la mitad del cuerpo (hemiplejia), o trastornos del lenguaje y de la visión, pérdidas de equilibrio y de conciencia. Se le debe llevar lo antes posible al hospital, a ser posible a un departamento de neurología. La atención rápida de un equipo especializado reduce de forma sensible el riesgo de mortalidad y la importancia de las secuelas.

No es posible curar los ataques; de ahí la importancia de prevenir esta enfermedad (controlando la hipertensión y la diabetes, perdiendo peso y suprimiendo el tabaco). Una vez se ha producido el accidente, sólo es posible controlar las causas que lo han provocado, regular los ritmos cardiacos y la tensión arterial, así como actuar frente a los síntomas mediante la reeducación.

¿Por qué razón se hallan más expuestos los hombres a las enfermedades cardiovasculares?

Es cierto que existe una verdadera desigualdad entre hombres y mujeres frente a estas enfermedades. Las mujeres están tres veces menos expuestas. Antes de la menopausia, sus hormonas les protegen las arterias. No obstante, a los 70 años, los hombres y las mujeres están en igualdad de condiciones. Para este grupo de edad, las enfermedades cardiovasculares representan la primera causa de mortalidad. Parece ser que las mujeres que siguen un tratamiento hormonal sustitutivo[2] se ven menos afectadas por estas enfermedades.

Colesterol e hipertensión

¿Es peligroso el colesterol?

El colesterol es presentado como un agente maligno responsable de todos nuestros trastornos circulatorios. Sin embargo, sirve para la construcción de nuestras células. El colesterol es suministrado en un tercio por la alimentación, y el resto es fabricado por nuestro hígado. No es el colesterol en sí mismo lo que es peligroso, sino su exceso en la sangre. Entonces amenaza al corazón y a las arterias.

Existen dos variedades de colesterol: uno *bueno* y uno *malo*. El primero, el colesterol HDL, protege las arterias; el segundo, el colesterol LDL, es nocivo para el

2. Los beneficios de los tratamientos hormonales sustitutivos (THS) se detallan ampliamente en el capítulo «Femenino/masculino».

organismo y debe tratarse con la toma de medicamentos asociada a una dieta adaptada. Cuando un análisis de sangre revela un nivel de colesterol demasiado elevado, son imprescindibles un seguimiento médico y unos análisis de sangre regulares. En efecto, la hipercolesterolemia participa en numerosos casos de enfermedades cardiovasculares. Los hombres deben controlar su nivel de colesterol a partir de los 30 años, mientras que las mujeres deben hacerlo tras la menopausia. Aparte de las causas genéticas, el colesterol es el resultado de diversos factores, y en particular los excesos alimentarios y la vida sedentaria.

Para evitar estos riesgos, hay que seleccionar las grasas que se consumen y disminuir sus cantidades. Las grasas son perniciosas; se ocultan en los alimentos. ¡50 gramos de patatas fritas equivalen a dos cucharadas de aceite! Basta visualizar esta equivalencia para evitar devorar todo un paquete de esas bombas cargadas de colesterol.

RECONOCER LAS GRASAS

Existen tres tipos de grasas:

- Los ácidos grasos saturados. Son de origen animal. Elevan el nivel de colesterol. Se encuentran en el embutido, los quesos y los productos lácteos.

- Los ácidos grasos poliinsaturados. Los contienen los aceites vegetales y el pescado. estas grasas *buenas* proporcionan vitamina E, un antioxidante natural.

- Los ácidos grasos monoinsaturados. Se encuentran en el aceite de oliva y en la carne de ternera y de pato. También participan en la disminución del colesterol.

¿Qué es la hipertensión arterial (HTA) y cómo se controla?

El médico, cuando toma la tensión, mide la presión que provoca el paso de la sangre por las arterias y las venas. Con cada latido, el corazón expulsa sangre a las arterias (sístole), luego descansa y se llena de la sangre procedente de las venas (diástole). La tensión se expresa mediante dos cifras. La más elevada corresponde a la presión sistólica; la segunda cifra corresponde a la presión diastólica. La tensión ideal es de 12/8.

Se comienza a hablar de hipertensión cuando se superan los valores 14/9. Existe una tolerancia para las personas mayores, caso en el que el límite se eleva a 16/9. Por encima de este valor se habla de hipertensión. En España, la quinta parte de los adultos se encuentran en esta situación. La proporción aumenta con la edad. Se considera que a una de cada dos personas mayores de 60 años le afecta. La hipertensión arterial debe tomarse muy en serio, ya que es la principal responsable de las enfermedades cardiovasculares o de los accidentes vasculares cerebrales que conducen en numerosos casos a una hemiplejia, a trastornos del habla o bien a problemas de confusión, según la zona del cerebro afectada. Al margen de la toma de tensión, los signos de esta enfermedad acostumbran a ser muy discretos. Pueden tomar la forma de migrañas, zumbidos en los oídos, sangrado de la nariz, trastornos visuales (impresión de tener puntos negros en los ojos), palpitaciones, dolores en el pecho y necesidad de orinar frecuentemente. Sin embargo, todos estos signos pueden estar por completo ausentes. Por ello, debemos controlarnos la tensión de forma periódica, sobre todo si uno de los miembros de nuestra familia es hipertenso. Las predisposiciones genéticas a sufrir esta enfermedad son bien conocidas.

¿Son útiles los aparatos que permiten tomarse la tensión en casa?

Estos aparatos, los tensiómetros, permiten un seguimiento regular de la tensión. Ello no deja de ser interesante sobre todo si se sufre de variaciones de tensión importantes. Es imprescindible respetar las instrucciones de uso y efectuar las mediciones en los mismos momentos de la jornada y en las mismas condiciones; en caso contrario, el seguimiento pierde todo interés. La toma de tensión comprende tres mediciones consecutivas, que deben realizarse en posición sentada. No todos los tensiómetros disponibles en el mercado presentan el mismo grado de fiabilidad. Antes de cualquier compra, es muy conveniente comentarlo con el médico, que evaluará el interés de ese seguimiento e indicará cuál es el tipo de aparato más conveniente. Las personas ansiosas deberían abstenerse de adquirirlo para no estresarse a la menor variación de tensión.

¿Qué medidas o qué tratamiento es conveniente adoptar cuando se sufre hipertensión?

Las medidas que deben adoptarse dependen de la gravedad de la hipertensión. Cuando esta no es demasiado elevada, el tratamiento comienza y se limita a un régimen alimentario. Estas medidas higiénico-dietéticas —pérdida de peso en caso necesario, abandono del tabaco, reducción de la ingesta de grasas animales en beneficio de las grasas vegetales (aceite de girasol, maíz, soja, etc.), disminución o supresión de la sal, práctica de una actividad física— suelen ser suficientes. Una nueva toma de tensión lo verificará al cabo de algún tiempo. En caso de que persista la hipertensión, deberá prescribirse un tratamiento farmacológico.

Cuando la hipertensión resulta muy importante, el tratamiento asociará de entrada un régimen alimentario y farmacológico. Estas prescripciones, si se siguen de forma escrupulosa (toma de comprimidos a horas fijas y sin interrumpir el tratamiento), reducen al máximo los riesgos de que aparezcan complicaciones. Este tratamiento deberá proseguir durante toda la vida. Es imprescindible realizar un control médico riguroso al menos dos veces al año. Nunca decida por sí solo interrumpir su tratamiento contra la hipertensión. Podría sufrir entonces un aumento brusco de la tensión y exponerse a un importante riesgo cardiovascular. Ningún medicamento es capaz de curar la hipertensión; los tratamientos sólo pueden devolver la tensión a valores normales; por eso deben seguirse durante toda la vida.

¿Cuáles son los factores implicados?

Se conocen cinco causas principales. En primer lugar está el factor hereditario, que de forma innegable desempeña una función importante. Tener abuelos o padres hipertensos predispone de manera considerable a padecer esta enfermedad. La vida sedentaria, una dieta demasiado rica en grasas y sal, el tabaquismo y el estrés constituyen factores agravantes, al igual que la edad. En efecto, el riesgo aumenta a partir de los 50 años. El sobrepeso es otra causa frecuente. El riesgo resulta proporcional a esta sobrecarga. Una persona que supere el 20 % de su peso ideal está ocho veces más expuesta. A continuación, viene la diabetes. Las estadísticas son implacables: uno de cada dos diabéticos es hipertenso.

¿A qué riesgos expone la hipertensión?

Cuando no recibe tratamiento, esta enfermedad expone a complicaciones graves que afectan a numerosos órganos. Duplica o triplica los riesgos de accidente vascular cerebral. Cuanto más elevada es la tensión, más aumenta el riesgo. Afecta asimismo a la vista y puede conducir incluso a una ceguera. El corazón tiene el riesgo de padecer angina de pecho, arritmias (trastornos del ritmo), infartos de miocardio e insuficiencias cardiacas graves. Los pulmones no se salvan: el enfermo puede sufrir de insuficiencia respiratoria. Hay que temer las insuficiencias renales, las arterias pueden obstruirse y las piernas sufrir de arteritis. El panorama es lo suficientemente negro para que se pueda medir la gravedad de esta enfermedad tan difundida y la absoluta necesidad de contar con un seguimiento y de adoptar un estilo de vida susceptible de frenarla.

Piernas pesadas y varices

¿Por qué a veces sentimos pesadez en las piernas?

Estos dolores son trastornos de la circulación sanguínea debidos a un mal retorno venoso. Al envejecer, los músculos han perdido eficacia y ya no garantizan un buen reflujo de la sangre en las venas. Las válvulas antirretorno de cada vena son deficientes. La sangre tiende a estancarse; de ahí la sensación de piernas pesadas. Uno de cada tres adultos se queja de este trastorno. Algunos medicamentos, en particular los tónicos venosos, estimulan la circulación. Caminar desarrolla una acción muy saludable.

¿Qué es una variz?

Como acabamos de ver, las venas están dotadas de válvulas que permiten el retorno de la sangre hacia el corazón. Con la edad, pueden relajarse, lo que ocasiona el estancamiento de la sangre en las venas. Las paredes de estas tienden entonces a distenderse e incluso a deformarse. Aparecen las varices cuando la vena sufre una dilatación permanente. Si se sitúan en el recto, reciben el nombre de hemorroides.

Indudablemente, el factor genético es muy importante en la aparición de las varices. Este trastorno afecta más a las mujeres que a los hombres. La obesidad es un factor agravante. Una buena alimentación (poco condimentada, rica en fibra[3] y pobre en grasas), una estabilidad de peso y la práctica de una actividad física contribuyen a una buena circulación sanguínea y reducen el riesgo de que aparezcan las varices.

Hay que evitar el uso de zapatos o prendas de vestir demasiado ajustados, así como permanecer mucho tiempo inmóvil de pie o sentado, o el hábito de cruzar las piernas. Para prevenir o tratar las varices, es posible elevar los pies de la cama unos diez centímetros, darse masajes con una crema anticongestiva en las piernas y caminar, ir en bicicleta o practicar la natación.

¿Cómo pueden tratarse?

Las varices deben ser controladas (a ser posible por un cirujano vascular), ya que pueden conducir a complicaciones como las flebitis. Existe toda una variedad de cuidados para tratar las varices: los calcetines o medias de contención, los cuidados prodigados en los balnearios, los masajes linfáticos, propuestos en la talasoterapia, y la escleroterapia, que consiste en inyectar una sustancia química en la vena para obturarla, así como la toma de medicamentos venotónicos. Los masajes pueden aliviar los edemas. Si todos estos medios no bastan, deberá considerarse la ablación quirúrgica de la variz (flebectomía).

La diabetes

¿Es frecuente la diabetes a partir de los 50?

La diabetes es el resultado de una mala asimilación de los azúcares, que se estancan en la sangre en lugar de alimentar las células. Existen dos formas de diabetes. La diabetes tipo 1, o diabetes insulinodependiente (DMID), representa en España un 15 % de los casos. Esta diabetes, denominada *del paciente joven*, se inicia en general durante la infancia y la adolescencia. Los primeros signos clínicos son fáciles de identificar: el apetito y la sed aumentan de forma considerable, y paradójicamente se acompañan de un adelgazamiento. El enfermo puede sufrir mareos y a veces entra en coma.

La diabetes tipo 2, o diabetes no insulinodependiente (DMNID), representa en España el 85 % de los casos. Suele aparecer a partir de los 40 años. Se habla entonces de diabetes de la edad madura.

¿Qué población se ve particularmente afectada por la DMNID?

Las personas sedentarias y las que sufren de sobrecarga de peso de predominio abdominal forman parte de la población de riesgo. Los antecedentes familiares predisponen asimismo a esta enfermedad.

3. La fibra se halla principalmente en la fruta, la verdura y los cereales. Se clasifica en dos categorías: soluble e insoluble. La fibra soluble regula los niveles de glúcidos y lípidos en la sangre; la insoluble actúa contra el estreñimiento.

¿A qué riesgos expone la diabetes?

Cuando su nivel es muy elevado, la diabetes provoca complicaciones a veces temibles. Los ojos, los vasos y el corazón pueden sufrir daños irreparables. En efecto, una diabetes mal controlada puede conducir a la ceguera, a amputaciones y a insuficiencias coronarias. Es imprescindible controlarla muy de cerca.

Prevención de los riesgos

¿Qué precauciones hay que tomar para evitar estas enfermedades?

La primera norma de seguridad es procurar alimentarse correctamente, evitar los alimentos demasiado grasos y practicar un mínimo de ejercicio físico. Veremos en el capítulo «La alimentación» que una buena alimentación se distribuye en cuatro comidas (tres comidas completas y un tentempié). El desayuno es más nutritivo que la cena. Una alimentación equilibrada es variada, rica en fruta y verdura; la toma de alcohol debe limitarse a dos vasos de vino al día. Media hora o una hora de paseo diario completa con eficacia estas medidas higiénicas (véase capítulo «Moverse para envejecer bien», págs. 123-126).

El tabaco aumenta de forma considerable los riesgos de enfermedades cardiovasculares. Si se fuma desde hace tiempo, ¿merece la pena dejar el tabaco?

Más que nunca. El 33 % de los hombres y el 9 % de las mujeres fuma pasados los 50 años. Corren riesgos enormes, tanto respiratorios como cardiovasculares, digestivos e incluso estéticos. Hoy en día existen numerosos métodos y centros antitabaco que acompañan al fumador en su difícil combate contra el tabaco.

La acupuntura y la homeopatía pueden acudir asimismo en su ayuda. También pueden optar por un tratamiento en uno de los balnearios o centros de talasoterapia especializados en este objetivo.

Muchos fumadores dejan para más tarde este proyecto por temor a ganar peso. ¡Es una lástima! Ahora este aspecto se tiene muy en cuenta. Los métodos para dejar de fumar incluyen consejos alimentarios para limitar e incluso evitar la ganancia de peso.

Si nunca se ha practicado deporte, ¿es razonable iniciar una actividad física?

También en este caso, más vale tarde que nunca. Todo el cuerpo se beneficia de la actividad física. El corazón, los huesos y los músculos se refuerzan, las articulaciones se flexibilizan. A veces los principiantes deben frenar su ardor y aumentar sus esfuerzos progresivamente.

Todo es cuestión de dosis: nunca hay que sufrir insuficiencia respiratoria. Existe un buen truco para saber si se permanece en una zona fuera de peligro: se trata sencillamente de poder hablar mientras se hace ejercicio y no sentir nunca dolores. Un chequeo médico previo se impone a partir de los 40 años.

¿Cuáles son los deportes más recomendables?

Las actividades físicas más saludables son la marcha, el ciclismo, el remo, el esquí de fondo y la natación. Son deportes de resistencia que reclaman un esfuerzo regular a largo plazo, contrariamente a los que requieren esfuerzos violentos a corto plazo. Para perfeccionar este programa físico, se recomienda asociar ejercicios destinados a mantener la flexibilidad y a estimular el sentido del equilibrio. Entre ellos, citemos la gimnasia suave o la gimnasia en el agua.

Numerosos clubes están ahí para orientarle y prodigarle los buenos consejos de partida. Allí hará rápidamente amigos a los que le gustará ver regularmente. La vida corriente ofrece múltiples ocasiones de hacer ejercicio que podemos aprovechar: tomemos la escalera en lugar del ascensor, caminemos hasta la próxima estación de autobús en lugar de esperarlo.

El aparato respiratorio

¿Se altera la función inspiratoria a partir de los 50?

No, porque el aparato respiratorio no sufre demasiado por el paso de los años. Sólo se observa una reducción de la capacidad pulmonar, pero el conjunto de la función respiratoria queda indemne. En el aparato respiratorio lo más destacable, ligado también a la pérdida de las propiedades del tejido pulmonar, es un aumento del volumen residual pulmonar, con una disminución de la capacidad vital y del volumen de reserva espiratorio. Hay también aumento del espacio muerto fisiológico y pérdida de pequeños vasos periféricos.

Si no hay que acusar a la edad, otras causas como el tabaco o la falta de actividades físicas explican estas dificultades respiratorias. El sobrepeso es capaz asimismo de dejar sin aliento. La grasa superflua es pesada de desplazar, y al caer el abdomen dificulta la respiración.

Para conservar la función respiratoria intacta a lo largo de las décadas, no hay nada como el ejercicio físico, el paseo, la natación y el ciclismo. La relajación enseña a respirar profundamente y a oxigenar bien el organismo, por lo que aumenta la capacidad respiratoria.

¿Resulta más temible el asma a esa edad?

El asma bronquial es una enfermedad inflamatoria de las vías aéreas a la que se asocia intensa hiperreactividad bronquial frente a estímulos diversos. Esta enfermedad afecta a un 8 % de la población. Puede aparecer a cualquier edad, aunque afecta sobre todo a los niños de 7-13 años (los niños están más predispuestos que las niñas) y a los adultos de más de 65 años (en este grupo afecta igual a ambos sexos).

Las crisis de asma suelen iniciarse como reacción ante el frío o ante un ambiente determinado (alergias al polvo, a los pelos de gato, al humo, etc.). Un esfuerzo importante puede desencadenarlas. La respiración se vuelve jadeante y difícil; por efecto de la contracción, los bronquios bloquean cualquier entrada de aire y el asmático tiene la impresión de que se ahoga.

Factores genéticos y ambientales seguramente explican las diferencias en la prevalencia de la enfermedad en diversas comunidades y regiones del mundo. Como ejemplos de estas diferencias se conocen los esquimales y los habitantes de la isla Tristan de Cunha. En los primeros, el asma es extraordinariamente rara. Por el contrario, en la isla mencionada, uno de cada tres habitantes padece asma.

En las tres últimas décadas parece observarse un aumento en la prevalencia y en la gravedad de la enfermedad. Diversos cambios en el entorno y en los hábitos se han implicado en el aumento del asma, entre los que destacan el hábito tabáquico, la alimentación artificial y el aumento de la concentración ambiental de los alergenos.

¿Cómo se trata esta enfermedad?

El asma puede presentar distintos grados de intensidad (ligera, moderada o severa). Un examen —la espirometría— permite juzgarlos y orienta al médico hacia tratamientos adecuados. Los pacientes asmáticos deben ser visitados regularmente con el fin de comprobar la evolución de la enfermedad y el cumplimiento del tratamiento. En los que presentan asma moderada y grave es necesario diseñar de forma individualizada un plan de autoevaluación y tratamiento. El plan debe incluir medidas para conocer el estado de la enfermedad a través de la valoración de los síntomas (disnea y tos diurna y nocturna), necesidades de la medicación broncodilatadora y las variaciones de los resultados de la espirometría.

La mayoría de estos tratamientos se basa en la prescripción de corticoides, que cumplen una función antiinflamatoria, y broncodilatadores, que disminuyen los espasmos bronquiales. Los beta-2-miméticos ejercen una acción idéntica durante más tiempo.

El asmático debe, ante todo, conocer y evitar los factores desencadenantes para tratar de prevenir las crisis, ya que con la edad un enfisema o bronquitis crónica pueden complicarlas.

Se debe actuar de un modo global a distintos niveles:

— evitar la exposición a alergenos y desencadenantes inespecíficos;
— atenuar el grado de sensibilización (esto se consigue mediante los extractos hiposensibilizantes);
— reducir la inflamación de la vía aérea;
— tratar la broncoconstricción.

Por lo tanto, antes de iniciar el tratamiento de una crisis asmática se valorará si esta es leve, moderada o grave. En las tres situaciones el tratamiento de elección son los betaadrenérgicos por vía inhalatoria. Cuando la agudización es grave o moderada se añaden corticoides sistémicos a dosis altas.

¿Puede la disnea ocultar una causa no respiratoria?

La disnea es la sensación subjetiva de falta de aire junto a la percepción de trabajo respiratorio excesivo. La disnea es un síntoma subjetivo difícil de cuantificar. No obstante, suele reflejar la existencia de una enfermedad pulmonar avanzada. Debe diferenciarse la disnea de la taquipnea (aumento de la frecuencia respiratoria) y la polipnea (aumento de la profundidad de las excursiones ventilatorias); estas dos últimas son respuestas fisiológicas en numerosas circunstancias (por ejemplo, ejercicio físico).

La disnea es un motivo de consulta muy frecuente al especialista. Debe intentarse establecer su origen, bien sea del sistema respiratorio o del aparato cardiovascular. La presencia de intolerancia al decúbito (estar tumbado) y posible dolor de tipo anginoso es un signo que orienta hacia el origen cardiovascular de la disnea. Por el contrario, la presencia de tos y expectoración sugiere un origen broncopulmonar.

La dificultad respiratoria se explica también por afecciones en los bronquios (por ejemplo, la bronquitis crónica). La mucosa de los bronquios irritada segrega mucosidad, que obstruye los bronquiolos y dificulta la respiración. En ausencia de tratamiento, la infección se extiende al conjunto de los bronquios y aumenta el malestar. Unas sesiones de quinesiterapia respiratoria aportan un rápido alivio. Trastornos cardiacos también pueden traducirse en disnea bajo esfuerzo.

Es útil cuantificar el grado de disnea para seguir la evolución del paciente y, en su caso, valorar la eficacia terapéutica. Existen diversas clasificaciones destinadas a cuantificar el grado de disnea; en la práctica es útil hablar del número de pisos que el paciente puede ascender caminando sin detenerse o, por lo menos, una aproximación de la distancia que el paciente es capaz de recorrer sin detenerse. Se habla así de disnea de un piso, dos pisos o 50 metros. En casos extremos, el paciente puede ser incapaz de realizar esfuerzos mínimos como vestirse o asearse.

Otra característica que se ha de investigar en el interrogatorio de la disnea es su cronicidad. En muchas ocasiones, la disnea de instauración lenta y duración prolongada es muy poco valorada por el paciente; por el contrario, la disnea de aparición aguda (crisis de asma, neumotórax, tromboembolia pulmonar) suele ser inmediatamente detectada por el paciente.

Las facultades intelectuales

La memoria

«Me falla la memoria». ¿Es inevitable?

En el sistema nervioso central los cambios debidos al envejecimiento son extraordinariamente variables y están en estrecha relación con las modificaciones en las capacidades intelectuales y cognitivas del individuo. Se calcula que desde la infancia se produce una pérdida diaria, irregular e irreversible de unas 50.000 neuronas. Esta pérdida se va compensando en parte merced al fenómeno de neuroplasticidad, que consiste en el desarrollo de estructuras y funciones nuevas en determinadas neuronas, mediante el establecimiento de nuevas conexiones sinápticas a través de la formación de nuevos árboles dendríticos. Este fenómeno es mucho más pobre en las personas con demencia. Desde el punto de vista estructural se observa una serie de hallazgos-problemas que en muchos casos se asocian, sobre todo cuando lo hacen en una cuantía superior a la media, a determinadas alteraciones neurológicas, como la enfermedad de Parkinson o la propia demencia.

Es cierto que a partir de los 50 años de edad un gran número de personas se queja de su memoria. Sin embargo, la edad no afecta demasiado a la memoria o, para hablar con mayor propiedad, a nuestras facultades para grabar información en nuestro cerebro. Aunque es cierto que a esta edad llevamos ya muchos años perdiendo neuronas, esta pérdida no resulta suficiente para menguar nuestras capacidades intelectuales y mnemónicas. La edad disminuye sobre todo la concentración, así como nuestra aptitud para encontrar una información. Son numerosas las causas que pueden explicar estos pequeños trastornos de la memoria. Todo ello se traduce, en el anciano con envejecimiento fisiológico, desde el punto de vista intelectual y cognitivo, en una pérdida de memoria reciente, con dificultad para nuevos aprendizajes y pérdida de la inteligencia fluida, conservándose la cristalizada, y en el comportamiento, en pérdida de la adaptabilidad al medio y en un enlentecimiento en general.

Antes de poner a nuestro cerebro en la picota, tal vez sea necesario comprobar si nuestras gafas siguen siendo adecuadas, si un aparato auditivo deficiente nos impide concentrarnos, o buscar una explicación en un estado de fatiga pasajero o un nivel de estrés excesivo. Todos estos factores pueden dificultar la concentración y, por lo tanto, la memorización. La toma de tranquilizantes o somníferos, sobre todo si se lleva practicando mucho tiempo, o un estado depresivo, también pueden influir, al igual que una mala circulación sanguínea en la medida en que reduce el riego del cerebro. Así pues, aparte del caso de ciertas patologías, como la enfermedad de Alzheimer o la de Parkinson, por citar sólo aquellas en las que se piensa de forma instantánea, las auténticas alteraciones de la memoria son raras.

¿Por qué se olvidan con tanta facilidad aquellos hechos que acaban de producirse?

La memoria suele dividirse en dos categorías: la memoria a corto plazo y la memoria a largo plazo o permanente. La primera es relativamente volátil. Su misión es retener los elementos útiles a corto plazo. Así, esta memoria recuerda las compras que hay que hacer, un número de teléfono que nos acaban de dictar, etc. Conserva esos datos justo el tiempo necesario para anotarlos, y luego los borra de sus anaqueles. En cambio, la memoria permanente conserva la información y puede restituirla mucho más tarde.

Con la edad, olvidamos con mayor facilidad los acontecimientos inmediatos. Como por lo general resulta menos importante recordar algunas cosas cuando se está jubilado, nuestra memoria a corto plazo se permite algunas libertades y además carece de entrenamiento.

¿Por qué se dice, de forma paradójica, que la memoria gana eficacia al envejecer?

Con el paso de los años, el cerebro tiene menos neuronas a su disposición, aunque en contrapartida posee más conexiones. Dicho de otro modo, se le ofrecen más posibilidades de encontrar una información. A menudo, una palabra para un niño sólo evoca un sentido, el más evidente. En un adulto, tiene varios sentidos y se asocia con varias imágenes, con varios ejemplos. Cada uno le abre las puertas del recuerdo. Los trastornos de la memoria afectan a las funciones de recuerdo de un dato almacenado, no al almacenamiento en sí. Una información mal clasificada, insuficientemente vista o repetida, es difícil de recordar. Interferencias o bloqueos psicológicos se oponen a este recuerdo.

¿Cómo se conserva la vitalidad mental?

La lectura es la mejor actividad para mantener la flexibilidad intelectual y continuar el enriquecimiento del vocabulario. Resulta aún más beneficiosa si va acompañada de un proyecto de memoria. Leer un libro está muy bien; hacer a continuación su resumen y consignarlo en un cuaderno presentando su autor y expresando las propias apreciaciones es aún mejor. Estas fichas de lectura prolongan el efecto beneficioso de la lectura y entrenan la memoria.

Discutir con personas del entorno, conservar vínculos sociales y multiplicar las ocasiones de intercambio estimulan de forma agradable el cerebro. En cada instante es posible estimular las funciones cerebrales. La calculadora ha anulado nuestras capacidades de cálculo mental, ¿por qué no ejercitarse en recuperarlas?

Por sorprendente que pueda parecer, la actividad deportiva es aliada de la memoria. Favorece el riego y la oxigenación del cerebro, agudiza nuestros sentidos, nos hace más perceptivos. El aprendizaje de un gesto y la repetición de un movimiento son ejercicios de memorización. Nuestras células musculares trabajan y nuestra materia gris también, ya que contribuyen a comprender una forma de actuar.

¿Existe alguna forma de prevenir los trastornos de la memoria?

El medio más sencillo y eficaz consiste en mantener el cerebro siempre despierto. Los crucigramas, la música, la lectura y el interés por el mundo que nos rodea favorece la memoria. Se trata de conservar toda la flexibilidad de nuestras facultades intelectuales. *Mens sana in corpore sano.* El cerebro necesita estar literalmente bien alimentado. Hay que comer bien y dormir bien para conservar la memoria en forma.

Ante trastornos de la memoria, ¿qué actitud debemos adoptar?

Un motivo común de consulta en neurología, sobre todo en personas de edad avanzada, es la pérdida de facultades intelectuales. El paciente olvida encargos o hechos recientes importantes o se pierde al realizar un recorrido habitual e, incluso, en su propio domicilio. No obstante, estos casos suelen ser avanzados. En las primeras fases se comprueba una pérdida de la eficacia laboral, el paciente presenta dificultad para resolver problemas complicados y aumenta el número de sus errores. Asimismo, se comprueba una mayor repetitividad de las preguntas y una mayor dependencia de calendarios y libros de notas. En fases posteriores aparecen alteraciones de la conducta, que son detectadas por la familia; el paciente olvida que acaba de comer, no realiza encargos, etc. En las fases finales el enfermo es incapaz de valerse por sí mismo, olvida su biografía y presenta cuadros evidentes de afasia, apraxia y agnosia, es decir, no habla, no se mueve y no reconoce a los demás. Cuando la afectación de las funciones superiores persiste más de tres meses se habla de demencia.

Nuestro cerebro no registra de forma consciente todo lo que ve, todo lo que lee o todo lo que oye, sino que hace una selección. ¡Es una suerte! Si no, el volumen sería inimaginable. Pese a todo, le quedan muchas cosas que anotar. Hemos visto que, a menudo, las funciones de recuerdo presentaban algunos fallos; así, para tener la seguridad de encontrar una información importante, lo más sencillo es anotarla. Utilizar, por ejemplo, una agenda para anotar las citas, hacer listas para las compras, utilizar un tablero en la cocina como recordatorio alivian nuestra memoria y evitan estresarse ante la idea de olvidar algo. Más vale no caer en el exceso contrario y dejar de confiar en la memoria, anotándolo todo. Por un lado, hay que entrenar la memoria; por otro, saber sostenerla.

¿Se puede aumentar la capacidad de memorización?

No todo el mundo posee la misma capacidad para memorizar. ¡Mozart podía a los 14 años volver a transcribir la partitura del *Miserere* de Allegri después de haberla oído una sola vez! Sin llegar a semejantes proezas, es posible aumentar la capacidad de memorización; por otra parte, los progresos son bastante rápidos si se tiene motivación.

«Trabajando se aprende el oficio», memorizando se mantiene la memoria en buen estado de funcionamiento. Sin tener que obligarse a aprender de memoria listas interminables, en la vida cotidiana es posible entrenar la memoria. Pueden realizarse ejercicios muy sencillos, como recordar deliberadamente un número de teléfono o una dirección, aprender una cita o un refrán al día. Repetir y repetir, dejándose penetrar por el sentido de la frase, facilita la memorización. Sepa que se recuerdan, por término medio, siete elementos de una lista; no se fuerce a recordar una lista de la compra excesivamente larga.

Ante la importancia de lo que está en juego, asociaciones de jubilados organizan cursillos muy beneficiosos.

Existen asimismo libros para poner a prueba la memoria, repletos de ejercicios prácticos. En ellos, unos especialistas explican diversos trucos para ayudar a memorizar listas. Estos medios mnemotécnicos han demostrado su eficacia. No obstante, usted puede inventarse los suyos, que incluso serán mejores.

¿Es necesario recurrir a los medicamentos?

Evidentemente, existen fármacos capaces de favorecer la memorización, pero sus efectos no están demasiado claros. Nada equivale a un buen entrenamiento. Conservar la curiosidad intelectual, el entusiasmo y el sentido de la apertura es mucho más eficaz que estos productos presentados como milagrosos.

La primera norma es que en geriatría es tal vez más importante que en otras edades el *primum non nocere*, no sólo porque el anciano es más susceptible a la agresión farmacológica, sino también porque en él van a ser menores las posibilidades de reparar un daño en este sentido. El tema de la calidad de vida debe tenerse siempre como un objetivo prioritario. Hay que insistir en que la vejez no se trata con fármacos.

La aproximación más prudente es evitar los fármacos y valorar otras alternativas terapéuticas no farmacológicas. Los medicamentos prescritos con más frecuencia para tratar los problemas conductuales son los neurolépticos, los antidepresivos y los hipnóticos sedantes.

La psicoterapia es potencialmente útil para su empleo en demenciados, incluye psicoterapia convencional y terapias cognitivas, de realidad, de grupo, familiar, reminiscencia, directa y de apoyo. El medio que rodea al paciente debe ser modificado y adaptado a las nuevas necesidades del mismo. Deben ser lo menos agresivos y peligrosos posible para estos enfermos que presentan marcado deterioro cognitivo y alteraciones en la conducta y el comportamiento.

¿Por qué el descanso favorece la vitalidad de memoria?

La memoria necesita un tiempo para organizar los datos que acaba de almacenar. Aprovecha el sueño, en particular en su fase paradójica, para ordenar lo que ha almacenado. Los tiempos de relajación le proporcionan la ocasión de realizar este trabajo de ordenación. Una vez situada en el lugar adecuado, la información tiene todas las posibilidades de ser hallada.

¿Cuándo cabe hablar de confusión y no de pérdida de memoria?

Estos dos trastornos no tienen nada de parecido. La confusión es mucho más grave que los olvidos a menudo anodinos que ocasionan los trastornos de la memoria. Quien sufre de confusión cree, por ejemplo, que un difunto está aún con vida. Olvida lo que acaba de hacer. Hay que buscar la causa de estos trastornos. Puede ser la diabetes o la hipertensión. Frente a una persona que sufre confusión, el entorno debe cumplir una función importante. Debe ayudarle a conservar su autonomía, a asumir sus tareas cotidianas. No hay que actuar forzosamente en el lugar del enfermo, sino más bien con él, para que conserve el control de los gestos cotidianos.

Los delirios son estados confusionales de inicio agudo y generalmente transitorios, que se caracterizan por una importante desorientación con agitación, excitación, ilusiones y alucinaciones. En la mayoría de los casos se trata de casos reversibles, de dos o tres días de evolución. Por lo general están relacionados con procesos infecciosos, fiebre, intoxicaciones o alteraciones metabólicas. La causa más frecuente es el abandono de la ingesta alcohólica en los pacientes enólicos, con aparición, a los 2 o 3 días, de *delirium tremens.*

Los trastornos del sueño y de la personalidad

El sueño

Numerosas personas de más de 50 afirman que duermen mal. ¿Se trata de un problema inevitable?

El sueño se divide en fases de sueño profundo y de sueño paradójico. Dormir bien comprende realizar un número entero de ciclos (un ciclo es la asociación de una fase de sueño profundo y de una fase de sueño paradójico). El cerebro se recupera en el transcurso de las fases de sueño profundo. Por su parte, el sueño paradójico aporta una relajación psíquica.

La edad modifica los ritmos del sueño. Un adulto duerme por término medio de siete a ocho horas por noche, repartidas en cinco o seis ciclos. Pero a partir de los 60 años, el sueño se vuelve más ligero, los ciclos se reducen, aparecen y se multiplican los despertares nocturnos, aumenta la sensibilidad a los ruidos y a las aflicciones. Se alarga el tiempo necesario para conciliar el sueño. Así, un durmiente septuagenario experimenta fases de vigilia que pueden durar de una a dos horas. Es inevitable envidiar, en esos casos, a un durmiente de 20 años que sólo permanece despierto cinco minutos por noche.

Se reducen las fases de sueño, mientras que el sueño paradójico se prolonga. Normalmente, el sueño profundo representa un 80 % del tiempo total de sueño.

Estos trastornos ocasionan estados de fatiga e incluso ligeras depresiones. Para recuperarse de los despertares nocturnos, el insomne duerme de día y sacrifica actividades interesantes y enriquecedoras (lectura, juegos, actividades manuales, etc.). En ese momento se inicia un círculo vicioso. Decae la motivación, aparecen las ideas pesimistas. Los despertares nocturnos permiten darles vueltas y más vueltas. En esta etapa, se impone una consulta al médico.

¿Cómo se reconoce el insomnio?

Se define como la disminución de la cantidad o la calidad del sueño. Acarrea durante el día fatiga e irritación, y dificulta la concentración. Puede ser ocasional o crónico (cuando lleva instalado más de seis meses). Existen diversas variedades de insomnio: las dificultades para conciliar el sueño (que representan los dos tercios de los casos y a menudo se deben a la ansiedad), los despertares nocturnos frecuentes y los despertares matinales. Un 60 % de la población afirma dormir mal, y un 30 % consume hipnóticos o tranquilizantes, algunos de los cuales provocan riesgos de dependencia.

¿Qué soluciones se pueden dar a estos trastornos del sueño?

Dormir bien repercute en nuestro cerebro y en nuestra forma física. Los trastornos del sueño merecen tomarse en serio. Si se deben al estrés, a la incapacidad de relajarse, habrá que modificar los ritos a la hora de acostarse para hacerlo relajados.

Si los trastornos del sueño se deben a una saturación de hipnóticos que pierden su eficacia, quizá haya que cambiar de posología, aunque no necesariamente aumentar las dosis. Hay otras causas que también comprometen el sueño. Así, los despertares nocturnos pueden deberse a la actividad descontrolada de los miembros inferiores. Puede solucionarse con relajantes musculares.

Los roncadores acostumbran dormir mal. ¿Cómo se les puede ayudar a recobrar un buen sueño?

Los ronquidos conducen a veces a periodos de apnea. La respiración se detiene entonces durante unos segundos. Como consecuencia se producen numerosos despertares, con lo que el durmiente roncador sale agotado de su noche de sueño. Para curarse, deberá someterse a la prueba del sueño, un examen que consiste en la grabación de su sueño. El diagnóstico confirmará quizá la existencia de una malformación anatómica entre la nariz y la laringe. Este problema se resuelve mediante una intervención quirúrgica o la utilización de una máscara nasal.

¿Cómo se prepara un buen sueño?

Se trata de suavizar la transición entre el periodo de actividad y el de sueño, por ejemplo leyendo en un ambiente luminoso tamizado y evitando las películas violentas o las conversaciones demasiado agitadas. La temperatura ambiental de la habitación no debe ser demasiado elevada (se recomiendan de 16 a 18 °C). Es preferible estar bien abrigado en una habitación bastante fresca que dormir bajo una sábana ligera en una atmósfera demasiado caldeada. Los saturadores o los humidificadores en la habitación son muy recomendables. Todas estas precauciones preparan un buen sueño, al igual que la regularidad al acostarse. La actividad física durante el día contribuye a la calidad del sueño, y la ligereza de la cena también. Ligero no significa inexistente; la cena debe aportar una ración suficiente para evitar el hambre nocturno. Se recomienda esperar al menos tres cuartos de hora después de la cena antes de acostarse. Y, si se presenta el insomnio, más vale levantarse y tomar una bebida tranquilizante caliente (leche caliente, infusión) para facilitar el regreso del sueño.

Una buena cama garantiza un sueño reparador. ¿Cómo se escoge?

Levantarse con dolor de espalda es una señal de alerta; es muy posible que el culpable sea el colchón. Hay que cambiarlo sin demora. Recordemos que la duración de un colchón no supera los diez años. Un colchón nuevo mejora de forma notable la calidad del sueño. Hay que escoger su dureza según el propio gusto, evitando no obstante los colchones demasiado blandos. Antes de comprarlo, no dude en acostarse encima. Una buena cama implica también una buena almohada, ni demasiado dura ni demasiado blanda. Las almohadas anatómicas raramente responden a estas características, ¡así que no se fíe! En general, las auténticas almohadas anatómicas son muy caras. Cuando se comparte la cama con un durmiente agitado, más vale optar por dos colchones separados.

ALGUNOS CONSEJOS PARA DORMIR BIEN

— Tener ritmos regulares para acostarse y levantarse, y evitar acostarse demasiado pronto;
— limitar la siesta a media hora, no suprimirla si se tiene costumbre de hacerla;
— practicar ejercicio físico durante el día;
— no cenar demasiado;
— si el sueño tarda en llegar, esperar con paciencia leyendo o haciendo crucigramas, sin agitarse.

¿Es posible prescindir de los hipnóticos, que no son precisamente buenos amigos del sueño?

Ciertamente, hay que permanecer alerta contra los hipnóticos, aunque aporten un gran consuelo. De todos modos, lo mejor es pasar sin ellos, y sobre todo no empezar a usarlos. Si no ha sido posible evitar su prescripción, hay que limitar su tiempo de consumo: existe el riesgo de habituarse y sufrir trastornos de la memoria. Un consumo prolongado reduce los efectos de los hipnóticos, y entonces hay que aumentar las dosis. Como ocurre con la droga, es necesario un largo periodo de abstinencia bajo control médico para pasar sin ellos. Las dosis se disminuyen poco a poco. A veces, un psicoterapeuta puede ayudar en la *desintoxicación*; busca con el paciente las causas del insomnio y le enseña a aceptarlo para que deje de ser una fuente de ansiedad. No obstante, tampoco hay que proscribir los hipnóticos, pues aportan una ayuda innegable, pero se debe considerar transitoria. Si no es posible pasar sin ellos, hay que tratar de conformarse con los hipnóticos en dosis más bajas.

Los trastornos de la personalidad

¿Cómo se explica esa gran sensación de fatiga que se tiene a veces?

Como siempre, cabe distinguir entre fatiga física y fatiga psicológica, aunque ambas interactúan a veces. A partir de cierta edad, debemos saber frenar, admitir que se hacen las cosas de una forma distinta, a un ritmo nuevo. Hay que aprender a conocerse, volver a aprender, aceptar la imagen que los años han modificado.

Cuando se va al propio ritmo, según la propia edad, no hay razón objetiva para estar más cansado. Esta fatiga oculta otro peligro, una angustia que habrá que tener en cuenta y tratar de atajar con un tratamiento (farmacológico, psicológico) adecuado. Es necesario consultarlo al médico.

¿Cuáles son los signos de la ansiedad y la depresión?

En el caso de la ansiedad, se nota un nudo en la garganta, el tórax parece oprimido, el corazón late a toda máquina y las ganas de orinar resultan muy frecuentes. Estos síntomas se asocian con un malestar, un miedo ante el futuro. La ansiedad se manifiesta con signos puntuales, mientras que un estado depresivo se caracteriza por periodos de tristeza persistente. El enfermo deprimido se siente solo, desgraciado e inútil. Pierde todo interés por las actividades que antes le gustaban. Su apetito y su sueño se modifican. Experimenta dificultades para concentrarse. Ideas pesimistas y suicidas atraviesan su mente.

Todo el mundo puede sufrir de forma pasajera estos trastornos, pero cuando duran mucho tiempo, varias semanas, cabe temer una depresión. La depresión asocia estos síntomas con dolores articulares, trastornos del sueño y digestivos. Esta enfermedad puede derivar en trastornos como el alcoholismo, las alucinaciones y las pérdidas de memoria. Las personas depresivas pierden todo deseo y toda confianza; la vida deja de interesarles. La depresión causa cada año centenares de suicidios en España, sobre todo entre los adolescentes y las personas mayores. Por lo que se refiere a estas últimas, a veces es difícil establecer el diagnóstico. En ocasiones, los síntomas de la depresión son enmascarados por otras enfermedades.

¿Están identificadas las causas de la depresión?

En general, un acontecimiento aislado, como el luto, un cambio profesional, una mudanza (véase «Escala de estrés», págs. 145-146) no provoca una depresión, sólo sirve de elemento desencadenante. Una depresión puede aparecer sin una causa determinada. Aparentemente, todo va bien. «Lo tiene todo para ser feliz», se lamenta el entorno del enfermo.

Esta enfermedad presenta un carácter hereditario. Si un miembro de nuestra familia ha sido víctima de ella, estamos más predispuestos a vivir este sufrimiento. Los médicos también señalan como causa unos trastornos de los neurotransmisores localizados en el cerebro. Algunos medicamentos pueden actuar en estos desórdenes. Evidentemente, el consumo de alcohol no soluciona en absoluto la situación.

¿Es posible curarse verdaderamente de una depresión nerviosa?

La depresión es una auténtica enfermedad, por lo que, como tal, puede tratarse. Como siempre, una atención precoz, en cuanto aparecen los síntomas, aumenta las posibilidades de curación. Un médico con el que se puede hablar es a menudo la tabla de salvación de estos enfermos que no vislumbran ninguna mejora posible. Antes que nada, descartará que ese estado sea de origen orgánico (enfermedad pulmonar, cardiaca, etc.). El tratamiento se basa por lo general en la administración de tranquilizantes o antidepresivos, a ser posible asociados con un seguimiento psicoterapéutico. No es seguro que el médico vaya a encontrar el medicamento más adecuado para el enfermo a la primera; tal vez lo cambie, y el paciente deberá mostrarse perseverante. Este tratamiento se lleva a cabo durante varios meses, y necesita un seguimiento regular para evitar los efectos secundarios. Una psicoterapia de apoyo aumenta las posibilidades de curación y ayuda a reencontrar apego y sentido a la vida.

Las enfermedades neurológicas

La enfermedad de Alzheimer

¿Qué es la enfermedad de Alzheimer?

Esta afección, que lleva el nombre del médico alemán que la identificó en 1906, se traduce en la destrucción progresiva de las células del cerebro. Se habla también de demencia senil de tipo Alzheimer. Por causas desconocidas, el enfermo segrega una proteína anómala, la proteína beta-amiloide, primero en una zona del cerebro y luego en las demás.

El cerebro afectado por esta enfermedad descifra y transmite difícilmente la información. Al principio, los enfermos sufren trastornos de la memoria benignos, que se agravan a continuación, hasta el punto de que los enfermos dejan de reconocer a los miembros de su familia. Tienen dificultades para reflexionar, tomar decisiones, aprender, e incluso hablar.

Esta afección, cuya evolución se puede frenar, es aún incurable y suscita muchas dudas, aunque los expertos saben que no supone una etapa normal de envejecimiento, no se debe al estrés, no es contagiosa y puede ser agravada por enfermedades vasculares cerebrales.

¿A quién afecta de forma prioritaria?

Esta enfermedad afecta a un 5 % de las personas mayores de 65 años, a un 25 % de los mayores de 85 años, a un 35 % de los mayores de 90 años y a uno de cada dos centenarios. Afecta con mayor frecuencia a las mujeres que a los hombres. Pero hay que saber que afecta, aunque muy raramente, a personas de sólo 40 años de edad. Por ello, no está reservada sólo a la población anciana. Esta enfermedad afecta, por ejemplo, a 350.000 personas en Francia, a 4 millones en Estados Unidos (el ex presidente Reagan confesó públicamente que la padecía) y a 18 millones de personas en el mundo.

¿Cuáles son los signos que anuncian la enfermedad?

Los trastornos de la memoria representan las primeras señales de alarma, pero no hay que preocuparse sin razón. Olvidar el título de un libro no es significativo. En cambio, es más preocupante haber olvidado que se ha leído. Los olvidos anodinos (olvidar un nombre, no saber dónde se ha guardado un objeto) no bastan para decir que se sufre la enfermedad de Alzheimer. Los trastornos de la memoria asociados con modificaciones del comportamiento dan una mejor indicación. Efectivamente, a la persona afectada por esta enfermedad le cuesta recordar acontecimientos recientes, encontrar la palabra adecuada, aprender cosas nuevas y hacer cuentas, pero también controlar sus emociones.

Estos trastornos no surgen de un día para otro, son progresivos. Sólo un profundo examen médico puede concluir este diagnóstico. Sin embargo, para la enfermedad de Alzheimer, el diagnóstico no puede ser fiable al 100 % (sólo la toma de una muestra *post mortem* del cerebro podría garantizarlo). Los exámenes actuales se inician con tests psicométricos (el médico pide al paciente que recuerde palabras, que escriba, que lea o haga unos cálculos sencillos) y prosiguen con varios exámenes (escáner, Doppler, análisis de sangre, etc.).

¿Cómo evoluciona la enfermedad?

En una etapa avanzada, esta afección modifica en gran medida el comportamiento del enfermo, le lleva a fugarse, a veces le vuelve violento y afecta a la capacidad intelectual de forma gradual. El enfermo olvida actos que sin embargo ha repetido durante años; por ejemplo, ya no podrá realizar una receta de cocina que hacía desde siempre. Comprender una conversación le resulta cada vez más difícil (aunque no pierde sus capacidades auditivas). A este deterioro intelectual y alteración del comportamiento se añaden alteraciones físicas que pueden impedirle al enfermo lavarse, alimentarse, desplazarse y controlar la vejiga y los intestinos. Esta enfermedad inspira a todo el mundo un gran temor, sencillamente porque puede conducir a una total dependencia física y mental.

¿Cuál es el papel del entorno familiar?

Es importante que el enfermo viva el mayor tiempo posible en su casa. Su entorno puede ayudarle a hacerlo. No obstante, ocuparse de una persona que padece la enfermedad de Alzheimer representa una carga física y moral muy importante y a veces insoportable que no debe subestimarse. Según la evolución de la enfermedad, resulta inevitable la hospitalización, primero en unidades de día, y luego en una unidad cerrada. El entorno familiar del enfermo necesita apoyo. Hay asociaciones que pueden prestarlo (véase «Direcciones útiles» en anexo).

¿Qué medios existen para tratar la afección?

Si se observan anomalías de comportamiento y trastornos de la memoria, hay que consultar al médico de cabecera, que podrá determinar si el enfermo sufre efectivamente esta enfermedad. Le enviará a un especialista que podrá prescribirle un tratamiento adecuado. Tres medicamentos fabricados con tres moléculas (Tacrina, Aricept, Exelon) han probado su eficacia para frenar la enfermedad. Se utilizan en unas etapas muy precisas. Su primera prescripción es competencia de un especialista. La continuación del tratamiento podrá efectuarse con el médico de cabecera.

¿Cuáles son los factores agravantes?

El riesgo aumenta con la edad, sobre todo a partir de los 80 años. A las mujeres les afecta más que a los hombres. La proporción de afectados disminuye en función del nivel sociocultural.

A las personas que poseen un escaso bagaje cultural les afecta con mayor frecuencia. En efecto, las personas que poseen un nivel de educación más alto parecen tener suficientes reservas intelectuales para limitar los efectos visibles de la degeneración cerebral.

El factor hereditario también desempeña una importante función.

¿Es posible prevenir esta enfermedad?

Todos los medios preventivos están aún pendientes de confirmación, pero parece ser que la administración de estrógenos durante la menopausia, los antiinflamatorios no esteroideos, los tratamientos contra la hipertensión y el mantenimiento de una actividad cerebral retrasan la aparición de los síntomas.

El *french paradox* también parece servir de pantalla contra este mal. Dos vasos de vino al día han demostrado su eficacia contra las enfermedades cardiovasculares; al parecer, también previenen la enfermedad de Alzheimer.

La enfermedad de Parkinson

Es una enfermedad neurológica caracterizada por la desaparición prematura de células del cerebro.

La enfermedad de Parkinson afecta al varón (55-60 %) más que a la mujer. Su frecuencia se cifra entre uno y cinco casos por cada mil habitantes.

¿Cuáles son los signos precursores?

Como la enfermedad de Alzheimer, la de Parkinson es una afección degenerativa y, como ella, no es contagiosa, pero la comparación se detiene ahí. Esta enfermedad afecta a una de cada cien personas mayores de 65 años.

Los primeros síntomas aparecen entre los 55 y 70 años (a veces antes). Se traducen en temblores involuntarios incluso en reposo, y en rigidez y lentitud en los movimientos (bradicinesia o acinesia).

Estos signos específicos suelen ir precedidos de unas manifestaciones indefinibles: estados de fatiga persistente, falta de dinamismo. Los médicos tienen dificultades para diagnosticarla por la semejanza de esta enfermedad con otras afecciones *emparentadas*, las demás enfermedades neurodegenerativas, pero cuyo tratamiento no es en absoluto compatible. Estas dificultades explican los errores de diagnóstico del orden del 20 %.

El origen de esta enfermedad es aún desconocido. Sin embargo, las investigaciones han revelado que algunas familias parecen más predispuestas que otras.

El 15 % de los enfermos de Parkinson conoce otros casos en su familia. La enfermedad de Parkinson no afecta en nada a la esperanza de vida del enfermo.

¿Existe algún tratamiento eficaz?

Esta enfermedad se relaciona con la disminución de la secreción de un neurotransmisor: la dopamina. La administración de L-DOPA compensa esta pérdida y reduce los efectos clínicos de la afección, aunque sin atajarla. El tratamiento incluye sesiones de quinesiterapia y ortofonía. Un enfermo bien seguido y bien tratado puede vivir normalmente, y a menudo durante muchos años. Debe esforzarse por conservar un máximo de actividades físicas e intelectuales para estimular su organismo.

Contrariamente a otras afecciones, el tratamiento de la enfermedad de Parkinson no presenta el mismo carácter de urgencia. La quinesiterapia permite prevenir los riesgos de deformación articular, mantener la capacidad pulmonar y luchar contra la inestabilidad postural. A las sesiones con el quinesiterapeuta deben añadirse unos ejercicios personales diarios de 10 o 15 minutos. Para los enfermos más afectados, una intervención quirúrgica bloquea los temblores gracias a un electrodo introducido en el cerebro.

¿Cómo evoluciona la enfermedad?

Afecta cada vez más a la motricidad. En fases agudas, cada movimiento requiere un gran esfuerzo de concentración. La evolución de la enfermedad no es lineal; fases de normalidad suceden a fases de crisis. El enfermo tiene periodos de desánimo y cansancio contra los que debe luchar para preservar su ánimo, su mejor arma contra la enfermedad. La necesita para mantener su capital físico, evitar el anquilosamiento, la rigidez de las articulaciones y la desaparición de la masa muscular, y para conservar una actividad física (caminar, gimnasia). La relajación ayuda considerablemente, y permite llevar mejor el estrés.

La enfermedad provoca a veces trastornos del habla, el enfermo articula cada vez peor, su voz se vuelve monocorde, y sus finales de frase a veces inaudibles. Estas dificultades le empujan a replegarse sobre sí mismo y ocasionan importantes daños psicológicos. Unas sesiones de ortofonía devuelven un habla más cómoda e inteligible al trabajar sobre la respiración, la articulación y la entonación. En casa, el paciente debe prolongar este trabajo mediante la lectura en voz alta y ejercicios indicados por el ortofonista.

Es asimismo frecuente que los enfermos de Parkinson tengan dificultades para escribir, ya que el trazado de sus letras resulta cada vez más irregular. Un ergoterapeuta podrá ayudarles a conservar una caligrafía correcta, a mantener la destreza de sus manos, de su memoria.

¿Cuál es la mejor actitud que debe adoptar el entorno familiar?

Debe dejar que el enfermo haga por sí mismo el máximo de cosas posible, aunque ello requiera tiempo. A la familia le interesará estar bien informada para conocer la evolución y las fluctuaciones de la enfermedad, y adaptar su comportamiento a estas diversas fases. Al mantener la motivación del enfermo, sus allegados pueden ayudarle a conservar una motricidad que el desánimo hará perder rápidamente; hay que evitar las tentaciones de repliegue sobre uno mismo.

¿Son beneficiosas las curas termales contra la enfermedad de Parkinson?

En la medida en que la enfermedad de Parkinson expone a dolores articulares y musculares, las curas termales pueden aportar un beneficio al favorecer además el sueño y la relajación.

En España son pocos los balnearios que aplican tratamientos específicos. Pero la mayoría de ellos ofrecen programas para afecciones articulares, musculares, así como servicios de relajación y descanso, siempre beneficiosos en estos casos.

Los trastornos gastrointestinales

A los problemas gastrointestinales, a menudo considerados trastornos pasajeros y por lo tanto menores, no se les presta mucha atención; sin embargo, la merecen. Mal curados, pueden provocar graves enfermedades. Para facilitar la digestión, con frecuencia basta cumplir las reglas de una correcta alimentación.

Reflujo gastroesofágico y estreñimiento

¿Cómo se conserva el aparato digestivo en buen estado?

No cuesta mucho conservar un aparato digestivo en buen estado; por su naturaleza, es capaz de funcionar durante mucho tiempo. Algunos hablan de entre ciento cincuenta y doscientos años.

No obstante, a partir de los 50 años, algunos trastornos empiezan a aparecer de forma recurrente. Hay que estar atento y sobre todo procurar alimentarse bien para evitar todas estas molestias.

El reflujo gastroesofágico es más frecuente con el paso de los años. ¿En qué consiste?

Son esos famosos ardores de estómago que aparecen a menudo tras una comida demasiado copiosa. Se trata de una subida de líquido gástrico hacia el esófago, que se traduce en regurgitaciones y ardores a lo largo del tubo digestivo. Para el diagnóstico, en la mayoría de los casos basta el examen clínico practicado por el médico de cabecera. Los reflujos más importantes, que provocan dolores torácicos, requieren análisis complementarios.

En general se prescribe una endoscopia (es decir, una revisión con una microcámara), exámenes cardiacos o pulmonares y una medición de la acidez del tubo digestivo.

El reflujo provoca irritaciones que tardan en cicatrizar. A la larga, ocasionan lesiones importantes que a veces conducen a verdaderas hemorragias. Existen numerosos medicamentos para proteger la mucosa esofágica y tonificar el músculo esofágico, cuyo relajamiento explica a menudo estos ardores. Los casos más importantes reclaman productos cicatrizantes. Como último recurso y a título excepcional, una intervención quirúrgica tiene el objetivo de remodelar la válvula que une el estómago y el esófago.

¿Cuál es el principal riesgo del sistema digestivo a partir de los 50?

Es, indudablemente, el cáncer de colon, que afecta cada año a 25.000 personas mayores de 50 años. Entre los factores de riesgo reconocidos, se incluye el tabaquismo, una alimentación desequilibrada pobre en fibra y rica en grasas, el sobrepeso y antecedentes familiares. Signos como los trastornos del tránsito (estreñimiento o, al contrario, diarreas duraderas), hinchazones de vientre y, por supuesto, sangrados, imponen el control médico.

Además del tacto rectal, la detección se realiza con una colonoscopia, examen practicado con anestesia local gracias a una fibra óptica que penetra por las vías naturales. Este examen se practica asimismo en caso de existencia de pólipos, excrecencias en la mucosa intestinal. Un 37 % de los mayores de 70 años se ven afectados. En general son problemas benignos, aunque a veces degeneran en cáncer.

El estreñimiento es un trastorno que se manifiesta principalmente a partir de los 50. ¿Cómo se trata?

Se habla de estreñimiento cuando la frecuencia de las deposiciones es inferior a tres veces por semana. Antes de recurrir a soluciones farmacológicas, hay que analizar los hábitos alimentarios y, si es necesario, corregirlos. La primera regla higiénicodietética consiste en beber 1,5 litros de agua al día como mínimo. La verdura y la fruta, la fibra, deben ocupar una parte importante de la alimentación, siendo asimismo recomendable el pan con salvado. La fibra tiene la particularidad de estimular el colon y favorecer el tránsito intestinal. En lugar de consumir preparados industriales, es preferible consumir alimentos naturales, ricos en fibra (pan, pastas y arroz integral, legumbres, manzana, naranja, albaricoque, ciruela, piña, plátano, col, lechuga, tomate, patata, etc.).

Paralelamente a estas medidas de tipo alimentario, es importante mantener una actividad física regular (caminar es excelente para recuperar la vitalidad muscular) y evitar permanecer mucho tiempo sentado. Un gran vaso de agua helada favorece la emisión de las heces.

En cualquier caso, los laxantes no constituyen una solución. No curan el estreñimiento; sólo aportan una ayuda puntual. Debe evitarse la automedicación. Sólo el médico puede prescribir —durante un breve periodo— laxantes suaves (a base de parafina o mucílago) o medicamentos que estimulen las contracciones del intestino. El uso reiterado de laxantes provoca trastornos digestivos y disminuye las contracciones intestinales. Los supositorios de glicerina sólo deben utilizarse excepcionalmente. Hay que desconfiar asimismo de los hipnóticos y tranquilizantes, que vuelven perezosos a los intestinos.

¿Qué complicaciones puede acarrear el estreñimiento?

El estreñimiento debe tomarse en serio porque puede complicarse con fecalomas, piedras de materias fecales que se estancan en el recto. Si los enemas no logran evacuarlos, un médico deberá triturarlos manualmente para extraerlos. El principal riesgo en caso de estreñimiento consiste en la oclusión intestinal, cuya única solución es la cirugía.

¿No es una buena alimentación la mejor de las prevenciones?

Una alimentación ligera y variada permite disminuir considerablemente las afecciones del sistema digestivo. Lo mejor es adoptar una dieta pobre en grasas animales y en productos lácteos enteros, limitar los azúcares y suprimir los fritos. Hay que dar preferencia a los pescados, el aceite de oliva y la carne blanca, y aumentar la cantidad de legumbres y cereales para favorecer el tránsito.

Tener buenos dientes

Para cerrar este capítulo sobre los problemas de la digestión, recordemos el papel determinante de la dentadura. Conservar unos buenos y hermosos dientes es primordial, y no sólo por razones estéticas.

En efecto, una alimentación adecuada, cuya importancia subrayamos a lo largo de toda esta obra, pasa inevitablemente por una buena masticación, y por lo tanto, por una sólida dentadura capaz de masticar una gran variedad de alimentos.

Unos buenos dientes son garantía de buena salud. ¿Cómo se conserva este valioso capital en buen estado?

Para conservar unos dientes sanos, es evidente que hay que cepillarlos cuidadosamente después de cada comida. Esta acción, de una duración mínima de tres minutos, evita las caries y, sobre todo, la formación de la placa dental. Por mucho que repitamos este acto desde hace años, resulta útil poner a prueba su eficacia en la consulta del dentista.

El cepillado, horizontal y suave en la parte superior de los dientes, se realizará en forma de rotación en el interior y el exterior de los dientes para evitar rayar el esmalte. Se recomienda cambiar el cepillo de dientes cada dos o tres meses. Escójalo con atención, al igual que su dentífrico y su producto de enjuague, si lo usa. Pida consejo a su dentista, que le indicará un producto adaptado a sus necesidades.

Tal vez el dentista le prescriba un baño bucal para luchar contra las inflamaciones de la encía, indicación habitual en los pacientes mayores de 50 años Estas irritaciones, desgraciadamente muy frecuentes, requieren unos cuidados atentos.

Estos productos a base de clorhexidina ejercen una acción antiinflamatoria real; en cualquier caso, son más eficaces que los simples productos de aclarado. En cuanto al dentífrico, dé preferencia también a los especialmente elaborados para cuidar las encías. Las caries ya no constituyen la principal amenaza; los dentífricos con flúor ya no son tan importantes como antes.

En contrapartida, hay que desconfiar del sarro, que favorece el trabajo de las bacterias responsables de las irritaciones de las encías. Se trata de una verdadera plaga que favorece la descarnadura de los dientes. Se recomienda consultar al dentista una o, mejor aún, dos veces al año, aunque sólo sea para comprobar que no se requiere una limpieza. Con la edad, nos volvemos menos sensibles al dolor; así, estas visitas de control son una ocasión para detectar posibles caries antes de que se vuelvan demasiado importantes. Un diente estropeado debe tratarse lo antes posible; si se cae o se rompe, existe un riesgo de desplazamiento de los dientes cercanos o descarnadura del diente del maxilar contrario.

¿Es cierto que una caries puede provocar trastornos cardiacos?

Una caries puede favorecer la proliferación de gérmenes y su paso a la circulación sanguínea. Si las defensas del organismo no se oponen a esta invasión, el foco infeccioso se infiltra hasta la pared interna del corazón y desencadena una endocarditis infecciosa. Esta situación produce bastantes víctimas cada año, y la mayoría de ellas sufría ya problemas cardiacos. Así pues, la higiene dental es más que nunca esencial en esta población de riesgo.

El principal peligro que se cierne sobre los mayores de 50 años es la descarnadura o, lo que es peor, la pérdida de los dientes. ¿Cómo se previenen estos problemas?

Las estadísticas son elocuentes: a los 80 años, sólo un 3 % de la población conserva una dentadura sana. Un tercio de los mayores de 65 años ha perdido varios dientes. Los dientes se desprenden de su base y llegan a caerse. La cuestión es importante, ya que la falta de un diente desequilibra el resto de la dentadura, pues el hueco puede desestabilizar los dientes cercanos o los dientes opuestos. La pérdida de los dientes no dificulta sólo la masticación sino también la pronunciación y las ganas de sonreír.

La descarnadura se explica por la destrucción del hueso alveolar que sostiene los dientes, pero también por factores hereditarios, que agravan el fenómeno, al igual que el tabaco, que aumenta los riesgos un 50 %. No es raro ver a fumadores de 40 años que comienzan a perder los dientes. Al perder el hábito de masticar y dar preferencia a una alimentación más dulce, las jóvenes generaciones experimentarán cada vez más pronto estos problemas de pérdida de los dientes. Conservemos o recuperemos nuestros buenos hábitos y enseñémoslos a nuestros nietos.

Con el paso de los años, disminuye la producción de la saliva. ¿Tiene consecuencias?

La saliva sirve de protección contra las agresiones que amenazan a los dientes. En cantidad menos importante, la saliva pierde eficacia. Las personas que toman antidepresivos o tranquilizantes están particularmente amenazadas, ya que estos medicamentos frenan sensiblemente la producción de saliva. Además, a partir de los 60 años suele manifestarse una apetencia más pronunciada por los alimentos dulces. Las defensas salivales disminuyen, mientras que aumenta el agresor (el azúcar). Los dientes se deterioran más deprisa.

Hoy en día existen muchas herramientas complementarias del tradicional cepillo de dientes. ¿Cuáles son eficaces y útiles para la higiene dental?

Los aparatos hidropropulsores han probado su eficacia. El chorro de agua logra limpiar con mayor eficacia el espacio interdental, que en general se ha ampliado. Se considera que el empleo de un aparato hidropropulsor aumenta en un 10 % la eficacia del cepillado. Para reforzar su acción, es posible incluso llenarlo con un baño bucal. Los cepillos interdentales también logran limpiar los intersticios. El hilo dental es más útil para una población joven, con dientes muy apretados.

¿En qué casos hay que pensar en recurrir a una prótesis dental?

Cuando uno o varios dientes ya no pueden tratarse, hay que decidirse a extraerlos. Como hemos visto, también han podido caerse. Las prótesis dentales sustituyen todas estas partes sin dientes. Se habla de prótesis parciales cuando sustituyen uno o varios dientes y de prótesis totales para la pérdida de todos los dientes. Existen prótesis fijas (puentes, implantes) o prótesis móviles. Empieza a desarrollarse la solución de los implantes. Exige una buena calidad del hueso maxilar.

Las prótesis han realizado grandes progresos; son cada vez mejor soportadas, cada vez más estéticas. La toma de moldes es más fiable y el ajuste más preciso. Salvo conveniencia personal, las prótesis pueden y deben, a ser posible, llevarse noche y día. Al contrario de lo que se creía, siempre ha sido así. Las prótesis de antigua generación estaban a menudo mal ajustadas, y sus propietarios temían perderlas o tragárselas, por lo que muchas de estas dentaduras pasaban tristemente la noche en un vaso de dientes en el cuarto de baño. Las prótesis no sirven sólo para comer; sostienen el rostro. Por ello, es importante conservarlas en la boca noche y día. Para que se mantengan perfectamente ajustadas, se requiere un control anual. El dentista puede efectuar las necesarias regulaciones. Estas prótesis de quita y pon requieren un lavado cuidadoso con un cepillo específico y jabón de Marsella. Este cuidado puede completarse con un baño limpiador de quince minutos cada dos días.

El control de la técnica de los implantes sirve a las prótesis de quita y pon, en particular a las del maxilar inferior, que paradójicamente suelen sostenerse con dificultad (las del maxilar superior se adhieren al paladar por un fenómeno de succión, lo que les proporciona una mayor estabilidad). Dos implantes colocados en la mandíbula inferior permiten sujetar las prótesis de quita y pon y dan una gran cohesión al conjunto. Esta técnica aumenta considerablemente la factura y no es reembolsada por la Seguridad Social.

La edad de nuestros sentidos

El paso de los años también repercute en la vista, el oído, el olfato, el tacto y el gusto. Han sufrido sus evoluciones, sus afecciones. Desde nuestra vida prenatal, nuestros cinco sentidos nos han permitido captar el mundo en toda su sutileza. Como el conjunto de nuestro cuerpo, nuestros cinco sentidos, nuestros cinco valerosos compañeros, han conocido un periodo cenital y, poco a poco, han iniciado su declive. Las deficiencias son más o menos grandes, los medios para corregirlas más o menos importantes.

La vista

En los dibujos infantiles se representa a los abuelos y las abuelas con gafas. Las gafas, símbolo de la vejez tanto como de la sabiduría, corrigen la mayoría de las alteraciones visuales, relacionadas o no con la edad. Las soluciones quirúrgicas completan la gama de tratamientos. Una disminución de la agudeza visual es mucho mejor tolerada que una mengua de la agudeza auditiva.

¿Qué es ver bien?

La luz atraviesa nuestro ojo y alcanza la retina, que tapiza el fondo de nuestro ojo. Se asemeja a una pantalla de cine. Por el camino, el cristalino actúa como una lupa y permite la regulación, la nitidez de la imagen. La retina se compone de 130 millones de células nerviosas. Cada una envía a través del nervio óptico una señal al cerebro, que la descifra y recompone la imagen percibida según la intensidad y el color de la información recibida. Para ver bien, es necesario que cada actor de este proceso se halle en perfecto estado de funcionamiento. Ver bien también es poseer una buena circulación sanguínea, porque los ojos están muy vascularizados. La diabetes es otro enemigo de la vista; es la primera causa de ceguera. Conservar una buena vista es también cuestión de vigilancia. Es imprescindible consultar una vez al año a un oftalmólogo.

¿Es inevitable la presbicia?

Al envejecer, el cristalino, que permite la adaptación del ojo, pierde flexibilidad. Esta rigidez dificulta la visión de cerca; es la presbicia (la miopía es, por el contrario, la incapacidad para ver de lejos). Afecta al conjunto de la población a partir de los 40 años. El cristalino ya no logra orientarse y la lectura del periódico resulta cada vez más difícil. Hay que alejarlo para lograr adaptarse. Todos los trabajos minuciosos a corta distancia se ven dificultados (lectura, costura, bricolaje, escritura, etc.). Es necesario llevar cristales correctores. Dado que la presbicia evoluciona con el tiempo, unos controles regulares permitirán comprobar si la corrección aportada sigue siendo adecuada.

¿Las cataratas justifican sistemáticamente una operación?

También en este caso la causa es el cristalino. Al envejecer, esta lentilla, por completo transparente en condiciones normales, pierde elasticidad y se vuelve opaca, lo cual acarrea un trastorno de la visión que se denomina cataratas. A partir de los 60 años, una de cada dos personas las padece. Esta enfermedad se manifiesta al principio con un velo, una visión borrosa de cerca y de lejos. La curación pasa por una intervención quirúrgica practicada con anestesia local, primero en un ojo y luego en el segundo si es necesario. Consiste en sustituir el cristalino deteriorado por un cristalino de material sintético. Se trata de una verdadera revolución. Hace cuarenta años, las personas con cataratas no tenían otra solución que extirpárselas y llevar cristales gruesos el resto de su vida. La intervención se ha aligerado considerablemente; el porcentaje de éxito se acerca al 95 %.

¿Qué es el glaucoma?

El glaucoma es una hipertensión de los líquidos del ojo que puede provocar el deterioro del nervio óptico. Los líquidos del ojo no pueden evacuarse debido a la obstrucción del orificio de salida. La presión ocular aumenta y ocasiona lesiones en las fibras del nervio óptico. La transmisión de la información al cerebro es difícil, e incluso imposible. En este caso, el enfermo ya no ve nada. El glaucoma restringe primero la visión periférica y se extiende a toda la superficie del ojo, sobre todo si el paciente padece diabetes o hipertensión. Detectado a tiempo (el examen de la vista, en particular el de detección de la presbicia, debería incluir siempre la toma de presión ocular), el glaucoma se trata con colirios que se administran una o varias veces al día durante toda la vida. En algunos casos puede considerarse también la cirugía. Existen varios tipos de intervención: la más sencilla, con láser, se practica con anestesia local; las más complejas sustituyen el canal de evacuación.

Este glaucoma crónico, o *en ángulo abierto*, amenaza al 2 % de los mayores de 50 años. Existe una forma mucho menos frecuente, pero también mucho más grave, que afecta al 0,1 % de la población. Se trata del glaucoma agudo o *en ángulo cerrado*. Esta enfermedad, sumamente dolorosa (a diferencia del glaucoma crónico, que es indoloro) bloquea toda circulación de líquido por el ojo, que enrojece y duele; la visión cesa, el enfermo vomita. Se le debe llevar de urgencias al hospital, donde le operarán para que evacue el líquido. Trabajos recientes han detectado la existencia de genes responsables del glaucoma, lo cual ha ampliado las perspectivas de tratamiento.

Hay que tener cuidado con la automedicación; algunos medicamentos están absolutamente contraindicados en presencia de glaucoma; comente esta circunstancia con su médico y lea los prospectos.

¿Cuáles son los principales enemigos de la vista?

En la medida en que el ojo es extremadamente sensible a las fluctuaciones de la tensión arterial, hay que controlar la circulación sanguínea y de forma muy particular el nivel de colesterol, con lo cual se prescribe una alimentación adcuada. Hay que desconfiar asimismo del sol, cuyos rayos ultravioletas alteran el cristalino. Exponerse al sol sin protección conduce a padecer unas cataratas precoces. Así pues, no olvide llevar gafas de sol (de calidad) con tiempo claro, en la playa, en la nieve y en caso de fuerte reverberación.

¿En qué casos cabe temer la ceguera?

La degeneración macular relacionada con la edad es la primera causa de ceguera a partir de los 50 años en los países desarrollados. Afecta principalmente a las personas muy mayores. Un 8 % de los mayores de 60 años se ven afectados. Se trata de una degeneración de la parte central de la retina, la mácula. Por efecto de la acumulación de residuos, se deterioran las células de la retina —las de la mácula en particular— que permiten ver los detalles, y se producen después hemorragias que perturban la visión. Los enfermos se quejan porque necesitan más luz para leer y perciben imágenes muy deformadas. Hasta ahora, no existe ningún tratamiento verdaderamente satisfactorio. Se están estudiando medicamentos. Tratamientos como el trasplante de retina y la terapia genética abren nuevas vías esperanzadoras.

¿Con qué frecuencia debe realizarse un examen de la vista?

Aunque sólo sea para corregir las presbicias nacientes, es importante consultar regularmente al oftalmólogo a partir de los 40 años, en cuanto empezamos a leer peor el periódico y nuestros brazos no parecen lo bastante largos para situarlo a la distancia adecuada. A continuación, teniendo en cuenta los riesgos de glaucoma, es primordial consultar regularmente a partir de los 60 años, incluso en ausencia de síntomas.

El éxito del tratamiento depende de la rapidez con la que se trate esta enfermedad, que, recordémoslo, puede conducir a la ceguera. Más tarde, habrá que vigilar los problemas de cataratas.

¿Qué avances proporcionan las nuevas técnicas quirúrgicas?

La cirugía de la miopía ya ha avanzado de forma considerable gracias al láser. Por el momento, la cirugía referente al astigmatismo y la presbicia no es concluyente. En contrapartida, el láser permite salvar la visión de los diabéticos.

¿Son la panacea los cristales progresivos?

Los cristales progresivos, creados en 1959, permiten a las personas corregir la visión de lejos y de cerca al mismo tiempo. Estos cristales han realizado enormes avances en los últimos años. Es mucho más fácil adaptarse a ellos.

La audición

«¿Ser sordo o ciego?» ¡Cuántos de nosotros preferiríamos perder el oído a la vista! Sin embargo, no oír invalida más de lo que parece. El sordo se aparta del mundo, molesta a los demás pidiendo sin cesar que repitan lo que dicen; luego acaba cansándose y deja de pedir, deja de contestar y se aísla. ¡Qué sufrimiento! Los oídos, órgano de la comunicación al mismo nivel que el habla, nos relacionan con los demás. Cumplen una función esencial en nuestra relación con el mundo. Afortunadamente, existen soluciones para borrar algunos de los trastornos de la audición que afectan a varios millones de personas, la mayoría de ellos mayores de 55 años.

¿Cómo funciona el oído?

El oído se compone de tres partes: externo, medio e interno. El oído externo es la única parte en comunicación con el exterior; se compone de un pabellón y del conducto auditivo. Capta los sonidos y los transmite a través del oído medio al oído interno.

El sonido llega al pabellón externo, pasa al conducto auditivo y alcanza a continuación el tímpano, situado 2,5 cm más lejos. Este último se pone a vibrar, y cada una de estas vibraciones repercute a través de una cadena de huesecillos hasta la cóclea. Este órgano en forma de concha de caracol se compone de miles de células nerviosas en forma de cilios (las células ciliadas) y está bañado por un líquido. Transforman las vibraciones en impulso nervioso y lo dirigen al cerebro.

Hay distintos tipos de sordera. ¿Cómo se distinguen?

Como acabamos de ver, para llegar hasta nuestro cerebro el sonido debe recorrer sin estorbos cierto número de etapas. En cada una de ellas hay riesgo de alteración, y por lo tanto, de sordera. Según la localización de la afección, el tipo de sordera será diferente. Se denomina *sorderas de percepción* a las sorderas correspondientes a la transmisión nerviosa de los sonidos. El mensaje sonoro se codifica mal, y por lo tanto, se transmite mal. La afección puede situarse en el oído interno, en el nervio auditivo o en el córtex cerebral. Las células ciliadas dañadas, que una vez deterioradas ya no se regeneran, dejan de transformar las vibraciones en señales eléctricas. Estas alteraciones dificultan tanto la percepción de los sonidos exteriores como la propia voz. Este tipo de sordera puede ser total.

Las sorderas de transmisión sobrevienen cuando hay un estorbo al paso de las ondas sonoras. Se sitúan en el oído externo o medio. Afectan sobre todo a las ondas graves y nunca son totales. La persona afectada por este trastorno oye su voz normalmente. También existen sorderas mixtas que asocian estos dos tipos de sordera.

¿Cómo deviene la sordera?

A lo largo de toda nuestra vida, no faltan ocasiones para dañar nuestra audición. Los oídos del feto en el vientre de su madre no están protegidos de los daños causados por enfermedades como la toxoplasmosis o la rubeola. Los niños afectados por otitis repetitivas pueden sufrir pérdidas de audición. De ahí la importancia de tratar bien esta enfermedad. En la edad adulta, algunas enfermedades (como la otoespongiosis) provocan deficiencias auditivas, al igual que medicamentos mal empleados.

Existen también factores ambientales, como el ruido. A partir de 90 decibelios, los daños son irreversibles (véase recuadro «La escala del ruido», pág. 86). Los oídos son unos mecanismos complejos y frágiles que no aprecian ni el estruendo ni los cambios de presión. Para protegerse de estos últimos, acuérdese de masticar cuando tome el avión o los trenes de alta velocidad. La edad provoca un tipo particular de sordera: la presbiacusia. Las células del oído interno envejecen, perciben mal los sonidos agudos, los del habla. Si no se pone remedio, comienza entonces el círculo infernal de la incomprensión: se oye mal, se comprende mal. El sordo tiende a encerrarse en sí mismo.

¿Cómo se mide la importancia de una sordera?

La sordera se mide por la pérdida auditiva expresada en decibelios (dB), unidad de medida de la intensidad del sonido. Así, si esta pérdida es inferior a 20 decibelios, la audición resulta normal, la persona no siente ninguna molestia. Una deficiencia ligera designa pérdidas de 20 a 40 decibelios: los ruidos débiles ya no se perciben, así como ciertos elementos fonéticos y los sonidos agudos. Una deficiencia media se refiere a las pérdidas de 40 a 70 decibelios: el paciente sólo percibe las palabras fuertes, por lo que se requiere una ayuda auditiva. Hasta 70 decibelios de pérdida, estamos aún en el ámbito de la audición deficiente. Más allá penetramos en el mundo más doloroso de la sordera. Será media si se mantiene por debajo de 120 decibelios de pérdida, y total, por encima de esta medida.

¿Es inevitable la presbiacusia?

Se engloban en la denominación de presbiacusia los trastornos de la audición relacionados con la edad. Es tan frecuente como la presbicia, pero cuesta mucho más de aceptar. En general surge diez años después de la aparición de la presbicia y se explica por una pérdida de flexibilidad de los huesecillos, una mayor fragilidad del tímpano y la desaparición de las células ciliadas. La disminución de la agudeza auditiva se inicia aproximadamente a los 30 años, pero se vuelve perceptible y molesta en algunos de nosotros hacia los 50 . Afecta a los dos tercios de la población. La mitad de los mayores de 65 años sufren pérdidas de al menos 45 decibelios.

¿Cómo se detecta?

Contrariamente a lo que sucede en los países nórdicos, en particular Dinamarca, en España no nos preocupamos mucho por nuestra audición. Sólo una de cada dos personas consulta a un ORL (otorrinolaringólogo), y sólo el 15 % de los sordos lleva ayuda auditiva. Sin embargo, sólo un chequeo en la consulta de un ORL permite diagnosticar un trastorno de la audición.

LA ESCALA DEL RUIDO		
20 dB	:	susurro
40 dB	:	lugar tranquilo
60 dB	:	conversación corriente
70 dB	:	restaurante ruidoso
80 dB	:	claxon de coche
A partir de este límite, el ruido es causa de importantes trastornos.		
95 dB	:	calle de tráfico intenso, taller de forja
A partir de este límite, el sonido resulta muy molesto.		
100 dB	:	*walkmans*, martillo neumático a menos de 5 metros en una calle
105 dB	:	discoteca (hasta 120 dB)
A partir de este límite, el sonido es difícilmente soportable.		
110 dB	:	taller de calderería
A partir de este límite, el sonido alcanza el umbral del dolor.		
120 dB	:	motor de avión a pocos metros, conciertos de rock o tecno
130 dB	:	despegue de un avión
A partir de este límite, la ley exige una protección especial.		
140 dB	:	turborreactor en el banco de pruebas

Los signos que pueden hacer temer una presbiacusia son muy fáciles de identificar. El presbiacúsico eleva el sonido de la televisión y con frecuencia pide que le repitan una frase. La presbiacusia puede corregirse mediante la utilización de aparatos auditivos.

¿En qué consiste un examen de la audición?

Se practica en la consulta de un ORL, médico especializado en el examen y tratamiento médico o quirúrgico de garganta, nariz y oído. Sólo él puede prescribirle un aparato a un sordo. Para su examen de la audición, efectúa primero una otoscopia. Este examen del tímpano y el conducto auditivo detecta las infecciones (otitis o eccema) que impiden el uso de un aparato. Después realiza un audiograma, es decir, examina la capacidad auditiva del paciente. Este examen se practica en una sala insonorizada y dura más o menos media hora. Se divide en dos exámenes: la audiometría tonal y la audiometría vocal. En la primera, el paciente recibe en su casco frecuencias graves o agudas y debe indicar si las oye. Este examen determina el umbral de audición del paciente. La audiometría vocal consiste en enviar palabras al casco del paciente a diversas intensidades para medir la comprensión del habla. En la sordera de transmisión la comprensión es proporcional a la intensidad.

Si se requiere una ayuda auditiva, el ORL envía a su paciente a un protésico auditivo. Este último le aconsejará y asegurará la adaptación (los ajustes) de la ayuda auditiva.

¿Cómo se desarrolla el aparato auditivo?

La primera visita al protésico auditivo se dedica a una entrevista y unas pruebas audiométricas. Según las necesidades y expectativas del paciente, el protésico auditivo ofrece diferentes prótesis (hay 400 distintas en el mercado). Después, realiza los moldes del conducto auditivo necesarios para el aparato. En la segunda sesión comienzan las pruebas de los aparatos y los primeros ajustes. Durante la tercera sesión aborda el aprendizaje protésico, que se inicia con la manipulación de la prótesis. El protésico auditivo lleva a cabo en varias sesiones las regulaciones y los ajustes necesarios. Todas estas intervenciones se incluyen en el precio de venta del aparato.

¿Qué soluciones existen para corregir una sordera?

Las prótesis auditivas son, en la mayoría de los casos, la única solución. Existen varios tipos. Los contornos de oreja representan el 60 % de las prótesis, se colocan sobre el pabellón de la oreja y garantizan una gran fiabilidad. Es cierto que son visibles, pero corrigen un gran número de sorderas. Pueden disimularse con las varillas de las gafas o los pendientes.

Los aparatos intraauriculares se instalan en el hueco de la oreja. Representan un 35 % de las prótesis auditivas. El intraconducto presenta un tamaño aún más reducido y se aloja en el conducto auditivo externo. El aparato más pequeño de todos es el intracanal, que se coloca al fondo del conducto auditivo. Estas prótesis auditivas en miniatura, muy discretas, no se prestan a todos los tipos de sordera. Se dirigen a sorderas débiles o medias. Debido a su miniaturización son más difíciles de ajustar. La llegada de la tecnología digital ha permitido otras proezas en materia de miniaturización que han dado origen a una nueva generación de prótesis auditivas más eficaces. No obstante, aún están limitadas a las sorderas ligeras y medias.

Los aparatos auditivos tienen mala fama. ¿Es merecida?

Todos conocemos a portadores de aparatos auditivos que olvidan o rehúsan llevarlos. Estas personas insatisfechas se encargan de difundir todo lo malo que piensan de su aparato. Por otra parte, puede que tengan razones para quejarse. A partir de un examen audiométrico, el ORL expide una receta para un aparato. Es el protésico auditivo quien se encarga del mismo; ayudará al paciente a hallar el modelo más conveniente, hará moldes para las partes que se alojan en el pabellón y practicará los ajustes para que el aparato corrija a la perfección la audición del paciente. Todo ello requiere numerosas sesiones. Contrariamente a las gafas, cuyo tiempo de adaptación es relativamente reducido, las prótesis auditivas requieren una adaptación y unos ajustes más largos. Hay que tener paciencia y no vacilar en volver al protésico auditivo para afinar estos ajustes. Si se trata de un buen profesional, nunca lo hará a regañadientes. Una prótesis auditiva mal adaptada no sirve para nada.

OBSERVACIONES

Como todos los países latinos, España no es la campeona de los aparatos auditivos. 600.000 personas llevan aparatos en España (proporcionalmente, tres veces menos que en Estados Unidos). Hay que decir que en nuestro país las prótesis auditivas arrastran una mala reputación. Se consideran globalmente ineficaces y antiestéticas. Estas críticas, a menudo infundadas, no deben hacer olvidar que, para los trastornos auditivos, las prótesis auditivas son a menudo las únicas soluciones.

¿Qué gastos hay que prever?

El coste de un aparato auditivo es muy elevado y los reembolsos módicos. El precio medio de una prótesis auditiva es de 125.000-190.000 ptas (750-1.150 euros) para las prótesis analógicas, y de 225.000-300.000 ptas (1.350-1.800 euros) para las prótesis digitales. Hay que prever asimismo un presupuesto para las pilas, que se gastan muy pronto. Teóricamente, cuando los dos oídos están afectados, llevar aparato en los dos oídos devuelve una audición estereofónica. Ahora bien, la Seguridad Social sólo corre con los gastos del 40 % del aparato.

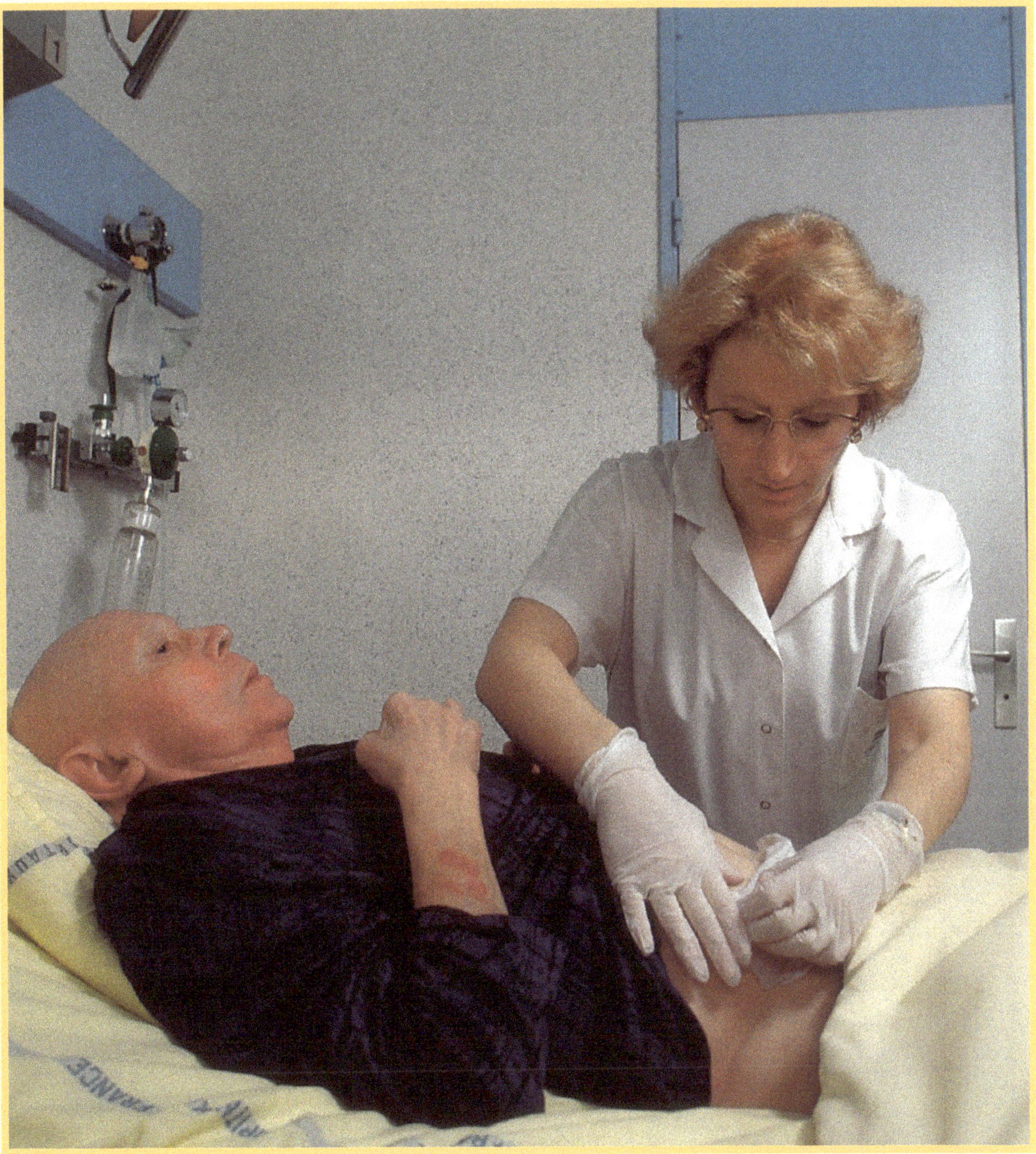

Las exploraciones físicas tienen una importancia fundamental en la detección de muchas afecciones. Así, por ejemplo, es conveniente realizar la palpación del vientre para detectar un tumor en el colon, un aneurisma de la aorta abdominal o una hernia. (Fotografía de John Pole-Alpha/Oméga)

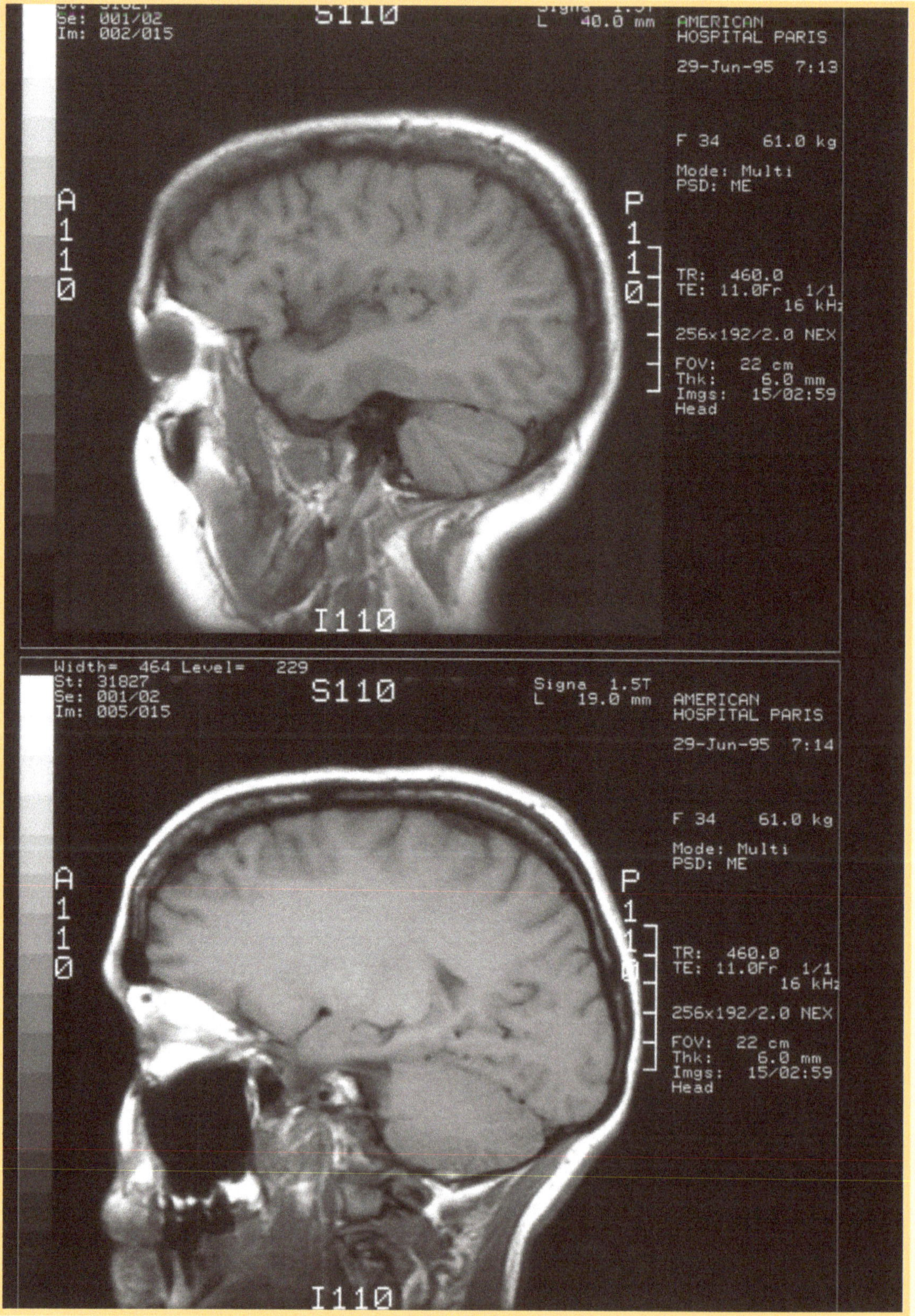

La exploración radiográfica que se realiza mediante el escáner es esencial para la detección y el tratamiento de enfermedades de carácter neurológico. En la imagen, escáner de perfil. (Fotografía de Alpha/Oméga)

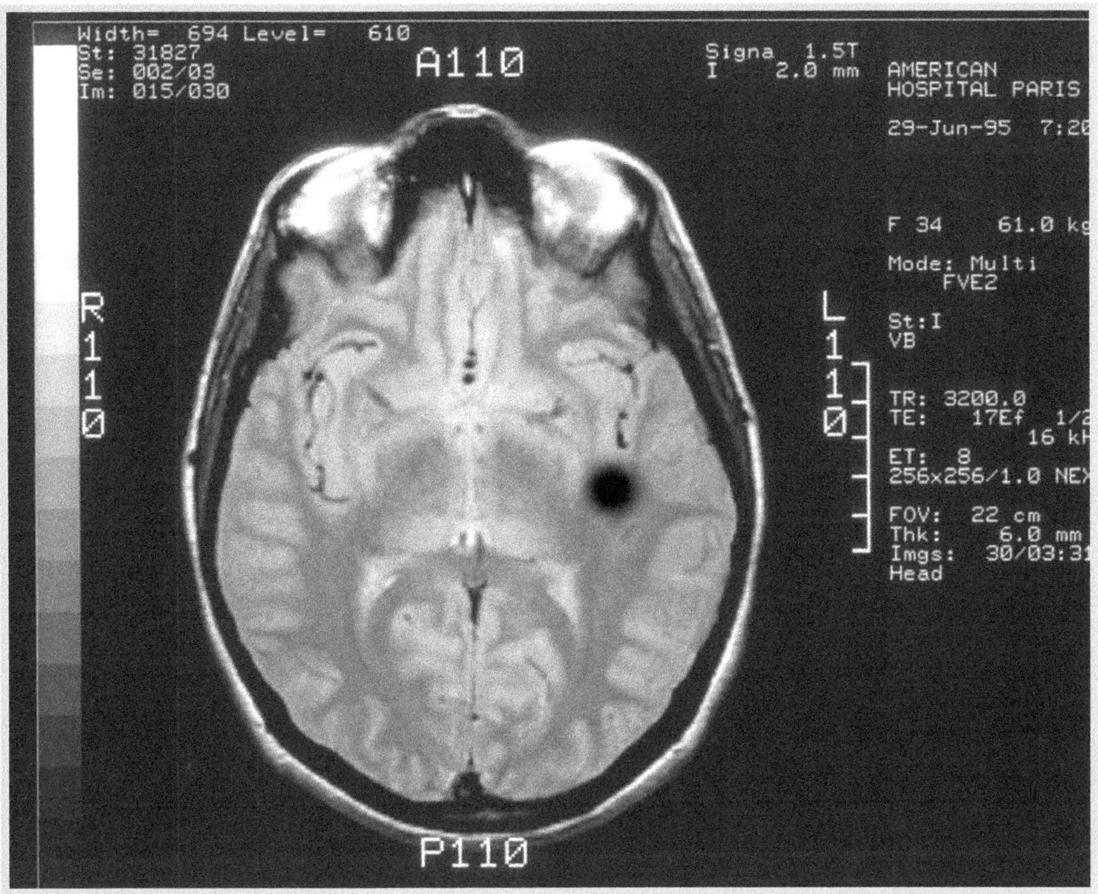

Radiografía craneal con tumor cerebral. (Fotografía de Alpha/Oméga)

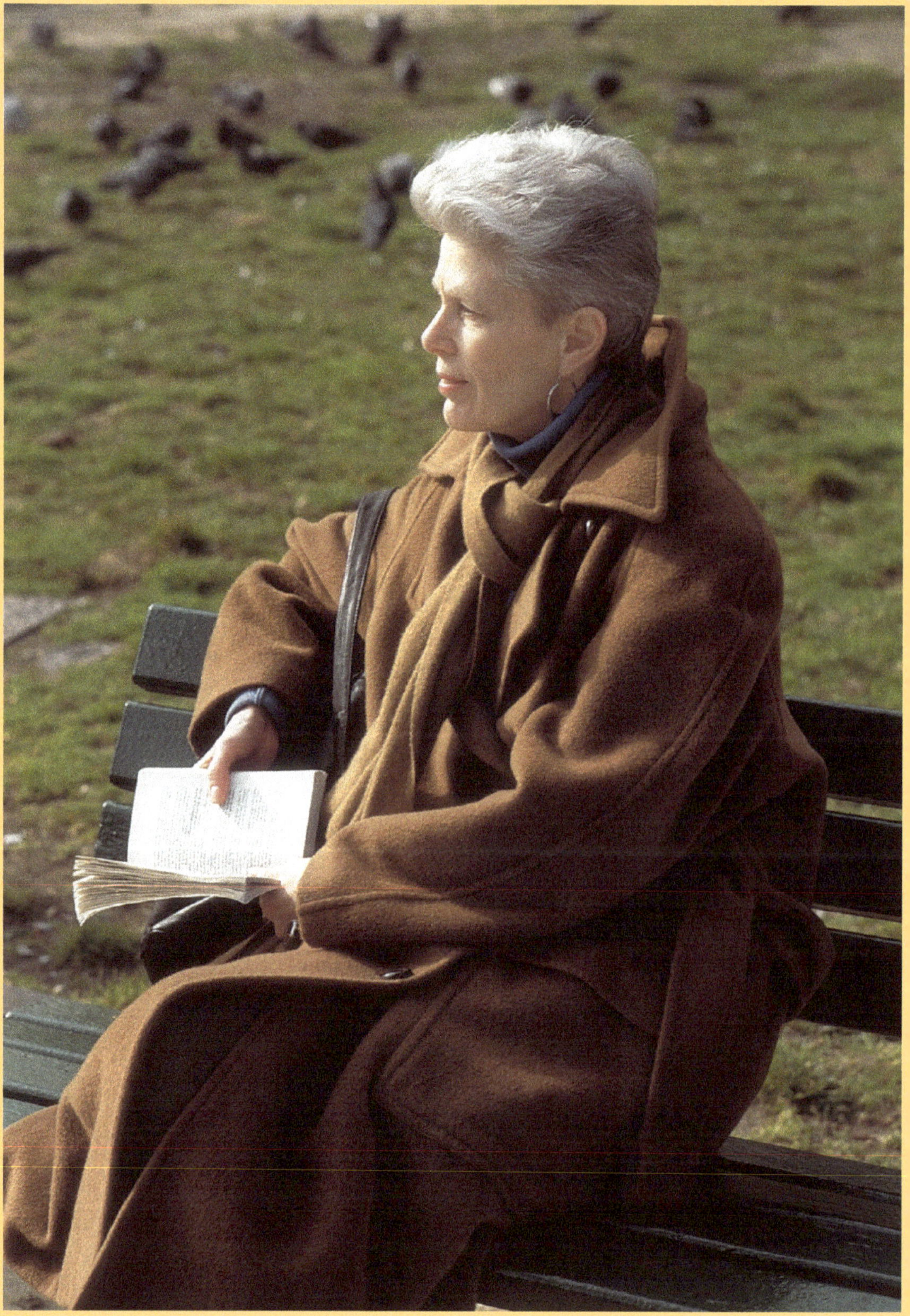

Es importante detectar la presbicia a partir de los cuarenta y realizar controles regulares para comprobar que los cristales correctores son los adecuados. (Fotografía de Christian Limouzy)

¿Por qué razón hay que preocuparse del oído y corregir la pérdida de la agudeza auditiva?

En primer lugar, porque aísla del mundo y acaba alterando las funciones cerebrales. La mente, menos solicitada en los intercambios sociales, reduce su actividad, la memoria se altera. El aislamiento conduce a un estado depresivo. Por todas estas razones, la audición debe tomarse en serio. No hay que hacer demasiado caso de la imagen que dan las prótesis auditivas.

Para las sorderas relacionadas con la edad, ¿existen soluciones invisibles o quirúrgicas?

En efecto, la cirugía puede corregir algunas sorderas. Por ejemplo, puede reparar un tímpano defectuoso o algunos daños en la cadena de huesecillos, tratar otitis crónicas, las hipertensiones líquidas del oído interno, intervenir en los neurinomas, tumores no cancerosos del nervio auditivo. Y, en el caso de las sorderas totales, el cirujano coloca un implante en la cóclea (un implante coclear) y logra estimular artificialmente el nervio auditivo. Esta aparatosa intervención sólo se realiza en algunos casos, tras un exhaustivo examen auditivo y ortofónico, y un examen psicológico.

El tacto

Las deficiencias sensoriales afectan al 50 % de las personas mayores, en grados diversos. Aquellas que afectan al tacto, el gusto y el olfato son las peor conocidas por resultar difíciles de cuantificar.

El tacto enriquece considerablemente nuestra capacidad de exploración del mundo, de comunicación con los demás. Se descompone en cinco sensaciones: el contacto, la presión, el calor, el frío y el dolor. Gracias a estos cinco componentes, nos permite recoger mensajes sobre nuestro entorno. El tacto sirve también de aviso; su sensibilidad al dolor nos evita muchos accidentes. Además, el tacto desempeña una función esencial en la relación con los demás y ofrece a veces la única posibilidad de comunicarse con algunos enfermos afectados por trastornos cerebrales.

¿El tacto se debilita o la rigidez articular dificulta la percepción?

Con la edad, o por efecto de algunas enfermedades, en particular neurodegenerativas, los receptores cutáneos que nos proporcionan nuestra sensibilidad táctil pierden eficacia. La percepción del calor es menos aguda, las vibraciones y el dolor se perciben peor. Las rigideces articulares de las manos pueden agravar estas alteraciones. Reaccionamos más despacio ante las heridas, los pinchazos de una aguja, los sabañones. Nuestras manos, menos sensibles, soportan daños más importantes. Prestemos atención al manipular productos corrosivos o agua caliente. La sensibilidad térmica se modifica con la edad, debido a la disminución de la circulación sanguínea por los capilares. Así, no es raro que las personas mayores se vuelvan más frioleras, y que también se quemen de forma más profunda. La percepción de las vibraciones nos permite mantener el equilibrio en las escaleras mecánicas, las aceras rodantes y las superficies deslizantes. Si se atenúa, adoptemos pues un calzado antideslizante de tacón bajo, sobre todo en invierno.

¿Podemos mantener la percepción táctil?

Es posible reeducar el tacto estimulándolo con ejercicios progresivos de percepción y palpación. Así, podemos ejercitarnos en tocar y reconocer diferentes tejidos, diferentes texturas, formas y materiales. Si la pérdida de la sensibilidad se relaciona con una enfermedad (puede ser de origen neurológico, muscular, cutáneo u osteoarticular, como la esclerosis en placas, la distrofia muscular, la artritis, reumatismos, pero también eccema o una psoriasis), habrá que tratar de curar la causa; desafortunadamente, no siempre es posible.

El olfato

¿Está sujeto el olfato a los efectos del envejecimiento?

A partir de cierta edad, 70 años por término medio, disminuye la percepción de los olores. Ello está lejos de ser una generalidad. Simplemente hay que poner a prueba este sentido que, entre otras funciones, sirve de perro guardián y nos avisa de un peligro. Si la pérdida del olfato es importante, no habrá que vacilar en instalar en casa detectores de humo o gas.

¿Existen soluciones para evitar la pérdida del olfato?

El olfato es competencia del ORL; es importante tratar bien todas las afecciones (rinitis, bronquitis, etc.) para mantener las facultades de percepción. También es útil estimular este sentido multiplicando las ocasiones de percibir olores de flores, árboles, alimentos, etc.

El gusto

¿Se altera el gusto con la edad, como los demás sentidos?

Aunque algunos estudios han demostrado que el gusto de los octogenarios está más desarrollado que el de los jóvenes de 20-25 años, es innegable que las células implicadas en el mecanismo del gusto no escapan al proceso de envejecimiento. No obstante, el gusto es cuestión de memoria y entrenamiento; un gastrónomo, cualquiera que sea su edad, será capaz de percibir matices que un jovenzuelo poco habituado, y sobre todo poco versado en el arte culinario, será incapaz de detectar.

La degeneración del gusto es muy sensible en algunas personas que sufren la enfermedad de Alzheimer. Las impresiones gustativas (como las olfativas) están muy relacionadas con la memoria. Cuando esta última sufre, menguan las percepciones sensoriales. Las alteraciones del gusto pueden ser peligrosas y conducir a intoxicaciones o alterar el apetito. A veces hay que duplicar las raciones de azúcar para recuperar la sensación de lo dulce, lo cual no deja de ser peligroso para nuestro equilibrio alimentario. Para compensar una pérdida del gusto, no hay que vacilar en estimular el apetito cuidando la presentación de un plato y jugando con los colores de los alimentos. Pueden aparecer asimismo repugnancias hasta entonces desconocidas. La carne en particular deja de apetecer. Estos cambios alimentarios pueden ocasionar carencias de proteínas, en el caso de una repugnancia por la carne. Más que nunca, habrá que primar una buena alimentación y tener una excelente higiene bucal para no agravar estas deficiencias gustativas.

La imagen

Nuestra edad se lee en nuestra piel, nuestro cabello, nuestras manos. Un mínimo de cuidados puede frenar el curso natural de estas degradaciones.

La piel

¿Cómo reacciona la piel ante el envejecimiento?

El envejecimiento cutáneo se traduce en sequedad de la piel, pérdida de elasticidad y adelgazamiento de la epidermis. Las células de la piel, como todas las demás células de nuestro cuerpo, se renuevan más despacio y reducen su número. Las glándulas sebáceas se vuelven menos activas y no protegen tan bien de la deshidratación. Esto es lo que ocurre con la epidermis, que es la parte visible de la piel. En profundidad, la dermis también experimenta modificaciones. Pierde fibras colágenas y elásticas: aparecen las arrugas, los tejidos se relajan.

¿Qué precauciones hay que tomar?

Para conservar la piel en buen estado, se impone una rigurosa higiene corporal. El aseo con agua y jabón poco alcalino (e incluso ligeramente ácido y graso) es más importante que nunca, y el uso diario de cremas hidratantes resulta muy útil. Flexibilizan la epidermis. Una crema de día para proteger la piel contra las agresiones exteriores (diferencias de temperatura, viento, contaminación) y una crema de noche, más grasa para alimentar la piel en profundidad, constituyen la base de cuidados del rostro. Lo ideal es empezar desde la juventud.

También hay que eliminar todos los factores de envejecimiento: el tabaco, el estrés, el alcohol, la contaminación y una dieta incorrecta. Los baños demasiado calientes son perjudiciales. Debemos desconfiar del sol y no creer que nuestra piel bronceada lo resistirá.

Al contrario, nuestra protección natural disminuye con el paso de los años. En contrapartida, nada es tan útil como una buena noche de sueño para alisar la piel del rostro. También es importante que bebamos mucho, al menos 1,5 litros de agua al día. Hay balnearios que ofrecen curas contra el envejecimiento cutáneo (véase capítulo «Direcciones útiles», págs. 149-154).

Otros tratamientos más agresivos, como las inyecciones de colágeno, pueden dar también buenos resultados.

Una silueta tonificada y sin exceso de peso completará la buena imagen que se puede tener ante uno mismo y ante los demás.

¿Podemos confiar en la cirugía estética para rejuvenecer el cuerpo?

Las técnicas de cirugía estética se encuentran cada vez más controladas. No obstante, como su propio nombre indica, la cirugía estética es un acto médico de envergadura que no debe tomarse a la ligera. En primer lugar, hay que dirigirse a un cirujano estético competente. Su bisturí o su láser acabará con los párpados pesados, las bolsas debajo de los ojos, las arrugas y otros muchos defectos que deseemos borrar. Cada una de estas operaciones implica anestesias, dolor y un coste económico. Rejuvenecer tiene un precio.

¿Qué son esas manchas marrones que aparecen en el cuerpo y, sobre todo, en las manos?

Son manchas seniles, denominadas *flores de cementerio* por lo asociadas que están a la vejez. Sólo aparecen en las partes del cuerpo expuestas al sol (rostro, manos, escote, etc.). La piel de la cara dorsal de las manos, donde salen, es dos veces más delgada que la piel de la palma. Resiste mucho peor las agresiones, en particular las del sol. Una vez aparecidas, estas manchas ya no desaparecen. Las estaciones frías no las amortiguan, a diferencia de las pecas. Hay que recurrir a tratamientos dermatológicos. Las cremas despigmentadoras dan a veces buenos resultados en las manchas más recientes. Las manchas más antiguas pueden borrarse con aplicaciones de nitrógeno líquido. Cada sesión va seguida de un periodo de cicatrización, durante el cual el sol está prohibido. Habrá que evitarlo al máximo y recubrirse las manos de pantalla total. Existen otros métodos como el *peeling* o la despigmentación con láser.

La dermoabrasión (abrasión de la piel mediante fresas metálicas), demasiado *sanguinolenta*, está prohibida en la actualidad debido a los riesgos de SIDA.

¿Qué cuidados específicos necesitan las manos?

Cuando la matriz —el órgano nutritivo de la uña— se altera, la uña amarillea, se vuelve frágil. Puede remediarse con curas de gelatina. Para protegernos las manos, no olvidemos llevar unos guantes calientes cuando salgamos en invierno y unos guantes de goma para efectuar los trabajos domésticos. Estas sencillas medidas, asociadas con el empleo de cremas nutritivas, ahorran muchos problemas. Todos sabemos que el menor corte o grieta en las manos no sólo hace sufrir, sino que ocasiona una molestia real.

¿Cuáles son los principales agresores de la piel?

En primer lugar, existe una sensibilidad personal relacionada con el sexo y el patrimonio genético. Las mujeres son más sensibles a los efectos visibles del envejecimiento que los hombres. El combate contra el envejecimiento de la piel debe comenzar desde la juventud. Unos cuidados, aunque sean mínimos, iniciados en la flor de la vida nos recompensarán mucho más tarde.

Nuestro estilo de vida se lee en nuestro rostro. Un fumador tiene un cutis más turbio que un no fumador. El tabaco dificulta la regeneración de los tejidos y altera la circulación sanguínea. Las exposiciones prolongadas al sol envejecen prematuramente nuestra piel y, recordémoslo, multiplican los riesgos de cáncer de piel. Las dietas alimentarias anárquicas, esos famosos regímenes *yoyó* (pérdida y ganancia de peso rápidas), constituyen un suplicio para la elasticidad de nuestra epidermis.

¿Por qué hay que desconfiar tanto del sol?

En realidad no es del sol propiamente dicho del que hay que desconfiar, sino de nuestro comportamiento frente a él. El astro rey desempeña una función muy beneficiosa en el organismo: permite producir la vitamina D que necesitamos para absorber el calcio. Cura algunas dermatosis. Nuestro capital solar, es decir, nuestra capacidad para soportar los rayos ultravioletas, no es ilimitada. Las pieles mates pueden soportarlos 150.000 horas, mientras que las pieles claras sólo 50.000. Pasado ese límite, todas las pieles están en peligro. Para protegerse contra estos peligros, hay que respetar unas simples reglas de prudencia. Aunque llevamos años oyéndolas, siempre es bueno recordarlas. Son siempre las mismas: la exposición debe ser progresiva, nunca en las horas más calurosas del día. Se recomienda exponerse primero un cuarto de hora, media hora al día siguiente, una hora al otro día. El uso de cremas protectoras es imprescindible; hay que renovarlas cada dos horas. Para ser eficaces, estas cremas deben presentar un índice de protección elevado (comprendido entre 20 y 30 para las pieles claras). Al comienzo de la estancia, se recomienda el uso de una pantalla total en el rostro. Contrariamente a lo que se podría creer, no impide el bronceado. Para mantener la elasticidad de la piel, no debemos olvidar aplicarnos tras la exposición una crema, una leche para después del sol o una crema hidratante. En verano, ¡acuérdese de beber más! Su piel se lo agradecerá.

¿Cómo aparece el cáncer de piel?

En España, los 80.000 casos de cáncer cutáneo, que incluye el melanoma maligno, causan casi 2.000 muertes al año. Algunos se deben al sol, en particular a las exposiciones prolongadas durante la primera infancia; otros están provocados por la transformación de un lunar. Si comprueba que uno de sus lunares cambia de aspecto, consulte a un dermatólogo sin demora. Tratado a tiempo, el mal puede atajarse fácilmente mediante la simple extirpación del lunar.

Femenino/masculino

La menopausia

La menopausia es una etapa difícil. ¿A qué cambios expone?

La menopausia es un fenómeno biológico al que no escapa ninguna mujer. Significa la desaparición completa y definitiva de la menstruación y el fin de la actividad de los ovarios. La interrupción de las producciones hormonales ováricas (el estrógeno y la progesterona) aumenta la fragilidad del organismo y lo expone a carencias, en particular de calcio, y a riesgos cardiovasculares.

¿Hacia qué edad se produce?

Los ovarios están genéticamente programados para funcionar durante unos cincuenta años. Así, el promedio de edad de la menopausia es de 51 años. Del 10 al 15 % de las mujeres alcanza la menopausia antes de los 45 años. La menopausia no aparece de un día para otro: se observa al principio una primera fase de premenopausia en la que los ciclos se vuelven irregulares. La secreción de hormonas empieza a disminuir. Después, la menstruación cesa.

En este periodo, es obligatorio un seguimiento ginecológico. Algunos tratamientos suavizan esta etapa, a menudo perturbada por trastornos físicos y psicológicos. Las reacciones y síntomas de la menopausia varían de una mujer a otra y de un país a otro (véase recuadro «La menopausia en el mundo», pág. 102).

¿Cuáles son las principales molestias de la menopausia?

Las manifestaciones más visibles y temidas son probablemente los sofocos, a veces acompañados de sudores importantes tanto de día como de noche. Estas reacciones se deben a perturbaciones del centro de regulación de la temperatura en el cerebro. A menudo se asocian con palpitaciones. Los cambios bruscos de humor, una gran irritabilidad, insomnio o angustias son otras molestias propias de este periodo. Por otra parte, esta fragilidad psicológica puede conducir a un estado depresivo más profundo. Los aumentos de peso son frecuentes; del 40 al 60 % de las mujeres se quejan de ellos. El cuerpo y la piel envejecen. Aparecen también dificultades sexuales debidas a sequedades vaginales. Asimismo pueden padecerse trastornos genitourinarios (cistitis o pérdidas de orina). Estos trastornos *pasajeros* se añaden a los daños provocados por la osteoporosis (véase capítulo «La vida es movimiento», págs. 31-42) y por las afecciones coronarias (véase capítulo «La edad de las arterias», págs. 43-52).

¿Qué podemos hacer para contrarrestar estas perturbaciones?

En la actualidad, unos tratamientos hormonales controlados a la perfección compensan la carencia de hormonas y reducen los riesgos asociados con esta caída hormonal. La ausencia de secreción de estrógenos provoca una descalcificación. Recordemos que se producen 35.000 casos anuales de fracturas de muñeca y del cuello del fémur entre los 55 y 75 años, directamente relacionadas con estas carencias de calcio. Como es lógico, estas terapias hormonales sustitutivas (THS) sólo pueden ser prescritas por un médico. Por consiguiente, resulta imprescindible que todas las mujeres afectadas cuenten con el seguimiento de un médico de cabecera o un ginecólogo; desafortunadamente, no es así ni mucho menos.

La terapia hormonal sustitutiva (THS)

¿Cuál es el principio de la THS prescrita para combatir los efectos de la menopausia?

Desde hace varios años, los médicos ofrecen este tratamiento para reconstituir lo que proporcionaban los ovarios al organismo antes de la menopausia. A lo largo de todo el ciclo, los ovarios segregaban estrógenos y progesterona o uno de sus derivados denominados progestágenos. La THS aporta de una forma nueva estas sustancias al organismo. Este tratamiento se adapta a las necesidades particulares de cada mujer. La dosificación y el protocolo de administración varían en función de cada persona. A elección de las pacientes, el tratamiento conserva o suprime la menstruación. Un chequeo médico preciso orienta al médico hacia la fórmula más apropiada.

Este tratamiento se prescribe sobre todo a mujeres con antecedentes familiares de infarto o de osteoporosis. No obstante, resulta conveniente para todas las mujeres.

¿Cuáles son las ventajas de este tratamiento?

Su primera indicación es, evidentemente, la lucha contra la osteoporosis. Es sabido que la masa ósea disminuye a partir de los 25 años, pero esta pérdida se acelera en la menopausia. La administración de estrógenos previene este peligro. Además, según algunos estudios, la THS reduciría a la mitad los riesgos de accidentes cardiovasculares en la medida en que los estrógenos suprimen el colesterol *malo* y preservan el *bueno* (véase capítulo «La edad de las arterias»). En contrapartida, nada indica que la THS reduzca el número de accidentes vasculares cerebrales. En cualquier caso, no se ha observado ningún aumento en las mujeres tratadas. Por otra parte, la THS disminuiría asimismo el riesgo de sucumbir a la enfermedad de Alzheimer en una proporción interesante: los científicos hablan de una disminución del 50 % (en ausencia de estudios fiables, el condicional resulta obligado). La THS desempeña una función protectora frente al cáncer de colon ya que disminuye su frecuencia en un 50 %. Recordemos que se trata del segundo cáncer femenino entre las no fumadoras.

¿Actúa la THS en los síntomas experimentados en la menopausia?

Al margen de la prevención de la osteoporosis y las enfermedades cardiovasculares, la THS aporta un gran número de ventajas. Genera una clara regresión de los síntomas asociados con la menopausia (sofocos, cambio de humor, insomnio). La calidad de vida mejora desde el primer mes. Además, el tratamiento evita la sequedad vaginal, frecuente en las mujeres menopáusicas. Su sexualidad mejora. Estos progresos atenúan los trastornos psicológicos de las pacientes tratadas. Además, esta terapia hormonal tiene unos efectos muy beneficiosos en el envejecimiento de la piel, en particular mejorando el nivel de colágeno y la circulación sanguínea cutánea. Frena la caída del cabello y reduce los riesgos de trastornos urinarios. En materia de sexualidad, además de la prevención de la sequedad vaginal, la THS y en particular los estrógenos impiden la atrofia de la vagina y de la vulva, responsables de dolores y molestias durante las relaciones sexuales. La última ventaja importante a ojos de las pacientes afectadas es que la THS evita la acumulación de grasa y el aumento de peso, considerados inevitables en el momento de la menopausia.

¿Cómo se administra la THS?

Se presenta en forma de parche, gel o comprimidos cuando sólo comporta estrógenos. Las progesteronas se administran únicamente mediante comprimidos. Así pues, las fórmulas combinadas (estrógenos y progesteronas) adoptan esta forma. La paciente escoge la forma de administración que prefiere. El gel se utiliza después de la ducha y se aplica en las zonas donde la piel es fina (antebrazos, muslos, abdomen). El parche se adhiere al vientre y difunde durante tres días sus principios activos. Presenta una dosis más baja que los comprimidos y se tolera muy bien. Los comprimidos se administran como todos los demás medicamentos. Con la llegada a la menopausia de las generaciones habituadas a la toma diaria de píldoras, parece que los comprimidos ganan terreno. Otras modalidades de administración como el pulverizador nasal deberían salir al mercado próximamente.

¿Cuándo se comienza este tratamiento y cuándo se interrumpe?

Este tratamiento puede comenzarse a cualquier edad. En principio, está previsto que se inicie cuando cesa la producción de estrógenos, pero es cada vez más frecuente iniciarlo en cuanto aparecen los síntomas en el periodo de la premenopausia. Puede comenzar sin problemas cuando la menopausia lleva mucho tiempo instalada. En una palabra, con la THS, nunca es demasiado tarde. Sólo un médico o un ginecólogo podrá decidirlo con usted. En cuanto a la duración del tratamiento, también en este caso, se practica a elección de la paciente. Si esta sólo desea combatir las molestias de la menopausia (sofocos particularmente), podrá bastar un tratamiento tomado durante uno o dos años. Si busca un efecto a largo plazo, para luchar contra la osteoporosis y los efectos del envejecimiento, deberá prever el tratamiento a lo largo de varios años.

Con la autorización del médico, un tratamiento puede interrumpirse y reanudarse sin riesgo. Todos estos periodos de interrupción se aprovechan para evaluar el nivel de calcio (es lo que se denomina densitometría ósea, examen radiológico que mide la masa ósea).

¿Cómo se sabe si una terapia hormonal sustitutiva está bien dosificada?

Cada tratamiento se establece a medida, dosificado en función de la paciente y según la modalidad de administración escogida. Las dosis de estrógenos son suficientes si los síntomas desaparecen sin provocar efectos secundarios. Si se manifiestan dolores mamarios, si el vientre se hincha, si las piernas se vuelven pesadas, cabe temer una sobredosis.

Por el contrario, si los sofocos persisten y si se sufren dolores de cabeza y sequedades vaginales, hay que pensar que tal vez se trate de una dosis demasiado baja. De todas formas, el inicio de una terapia hormonal sustitutiva siempre va seguido de un examen regular durante los primeros meses, a fin de ajustar las dosis necesarias de hormonas.

¿Existen contraindicaciones?

Son pocas; pero existen, sobre todo si se tienen antecedentes de cáncer de mama o trombosis (formación de un coágulo de sangre) o de embolia pulmonar (migración de un coágulo de sangre hasta los pulmones). Otras contraindicaciones no son absolutas; deben estudiarse caso por caso. Son, por ejemplo, las enfermedades benignas de la mama o los fibromas. De todos modos, la THS sólo se inicia tras un riguroso chequeo médico que incluye un examen clínico completo, un frotis vaginal, una mamografía y un análisis sanguíneo del azúcar y las grasas.

¿Este tratamiento carece de riesgos?

La THS, muy beneficiosa sobre los efectos de la menopausia y los estragos provocados por la osteoporosis, tiene como único inconveniente un ligero aumento de los riesgos de cáncer de mama (un 12 por 1.000 después de quince años de tratamiento) y de flebitis. Pero hay que insistir en que el aumento del riesgo de cáncer de mama sólo aparece tras un tratamiento muy prolongado.

Una THS tomada durante cinco años no tiene incidencia. Más allá de esta duración, se observa un ligero aumento del riesgo (2 por 1.000 casos después de cinco años, 6 por 1.000 después de diez años). Estas estadísticas suscitan numerosas preguntas. ¿La THS aumenta verdaderamente el riesgo? ¿Aumentan las cifras debido a una mejor detección ya que las mujeres con THS están mejor controladas? Otra hipótesis: ¿favorece la fuerte dosis de estrógenos la aparición de un cáncer preexistente? En efecto, se requieren de seis a ocho años de evolución para que sea detectable un cáncer.

En las mujeres que presentan una predisposición natural a la coagulación, la THS (como pudo serlo antes la administración de píldoras anticonceptivas) incrementa el riesgo de sufrir trombosis, es decir, de que se forme un coágulo en una vena. En este caso, habrá que interrumpir el tratamiento en caso de intervención quirúrgica o de permanencia prolongada en cama. Como todos los tratamientos a largo plazo, los riesgos terapéuticos deben compararse con las ventajas proporcionadas.

¿Hay otros tratamientos para luchar contra los trastornos que origina la menopausia?

Existen terapias que actúan sobre síntomas aislados, como los sofocos o la sequedad vaginal. Los médicos disponen asimismo de medicamentos que actúan sólo en los huesos. Pero ninguno aporta los beneficios y ventajas ofrecidos por la THS.

EL AUMENTO DE PESO DE LOS 50 AÑOS

La década que transcurre entre los 45 y 55 años es un periodo de grandes turbulencias. Durante la premenopausia se observa aumento de peso, sobre todo abdominal. Un comportamiento alimentario y una higiene de vida apropiados evitan sucumbir de forma demasiado *pesada* a esta tendencia casi general. El aumento de peso de los 50 años se debe a las transformaciones fisiológicas de la menopausia, pero también y sobre todo a la ansiedad que las acompaña. Entonces aparece el picoteo en los hábitos alimentarios. Sabemos lo temible que resulta.

La menopausia ha perdido hoy su connotación peyorativa. ¿A qué se debe este cambio?

La menopausia sólo posee nombre propio desde el siglo XIX (el doctor Gardanne empleó por primera vez este término en 1821); antes, la gente se conformaba con hablar de interrupción de la menstruación. En los países occidentales (véase recuadro «La menopausia en el mundo», pág. 102), a menudo se vive la menopausia como una pérdida. Sin embargo, la menopausia ya no tiene carácter de tabú. En primer lugar, porque la conocemos mejor. Hoy en día es objeto de estudios y tratamientos eficaces.

Además, debido a la prolongación de la vida, la menopausia ya no es un sinónimo de vejez ni de fin. Las mujeres pueden vivir más de treinta años después de su menopausia.

En los años cincuenta, la psicoanalista Hélène Deutsch hablaba de una «humillación narcisista difícil de soportar», «la resignación sin compensación es a menudo la única solución». En nuestra época, parece ser que la menopausia se vive mejor, sobre todo porque ahora se acompaña de un eficaz tratamiento médico.

LA MENOPAUSIA EN EL MUNDO

Es interesante observar que esta etapa capital se vive de forma distinta según los países y las culturas.

Así, los conocidos trastornos asociados, como los sofocos y los estados depresivos, son sufridos en mayor medida por las mujeres griegas (el 72 % los padecen) que por las norteamericanas o las canadienses (del 30 al 40 %), las japonesas[4] (del 10 al 12 %) o las mayas (0 %). En la cultura maya, las personas mayores son muy valoradas y respetadas. ¿Explica eso esta sorprendente estadística? Entre los iroqueses o los navajos, las mujeres menopáusicas, liberadas de su misión de procreación, pueden pretender estatutos y responsabilidades idénticos a los de los hombres. La menopausia se vive como una promoción social, un logro. En otros lugares, por ejemplo en algunas tribus africanas, sólo son consideradas las mujeres con capacidad de dar a luz; las mujeres estériles o menopáusicas son muy poco valoradas.

El seguimiento ginecológico

Diez millones de mujeres consultan al menos una vez al año a su ginecólogo. Saben lo importante que resulta este seguimiento, en particular en la detección de enfermedades graves como el cáncer de mama (un 75 % de los casos se declara a partir de los 50 años). La detección precoz mejora la esperanza de vida de las mujeres afectadas por un cáncer de mama. El ginecólogo, mediante tactos o una mamografía, detecta muy deprisa cualquier anomalía e inicia un tratamiento rápido que, con frecuencia, evita amputar la mama enferma.

Este seguimiento ofrece la oportunidad de detectar infecciones o enfermedades de transmisión sexual (ETS) y, por supuesto, de estudiar la validez de una terapia hormonal sustitutiva. Sin embargo, un número importante de mujeres no cuenta con el seguimiento de un ginecólogo o un médico. Un tercio de ellas nunca se ha hecho un frotis en toda su vida.

Este examen ginecológico evita miles de casos de cáncer de útero al año. El 90 % de los casos son evitables mediante la detección precoz. En caso de lesiones sospechosas, se practica una colposcopia y una biopsia (toma de muestras y examen de las células de piel). Estos exámenes han reducido la incidencia del cáncer de útero en los últimos veinte años (1.600 frente a 6.000). Las lesiones precancerosas se tratan antes de que se vuelvan cancerosas.

¿Cómo se desarrolla una consulta ginecológica?

Tras un interrogatorio preciso, el ginecólogo pesa a la paciente y le toma la tensión. A continuación, examina el cuello del útero gracias a un espéculo y practica un tacto vaginal que, por sí solo, permite detectar quistes y fibromas. Completa su examen con un tacto abdominal y mamario. Una consulta ginecológica dura en

4. Diversos estudios demuestran que las mujeres asiáticas resisten mejor la menopausia y desarrollan menos casos de cáncer del aparato genital. De ahí la idea de atribuir estos resultados a las particularidades de su alimentación, rica en soja.

general unos treinta minutos. Entre el ginecólogo médico y su paciente se crean unos vínculos particulares. Frente a este interlocutor privilegiado (está ahí en etapas cruciales de la vida: pubertad, maternidad, menopausia), la paciente se atreve a hablar de sus problemas íntimos, de su sexualidad. ¡Es una lástima que el 40 % de las mujeres se priven de los cuidados y consejos de este especialista!

¿Qué indicaciones puede proporcionar una mamografía?

Este examen radiológico presta unos servicios inestimables. Resulta cada vez más preciso, por lo que detecta muy pronto un posible tumor de mama (antes incluso de que sea palpable) y aumenta las posibilidades de curación. Un tumor detectado de 10 mm se cura en un 95 %.

Para todas las mujeres mayores de 50 años, este examen debería practicarse cada dos o tres años. Las personas de riesgo (las que tienen una madre, una hermana o una abuela que ya tuvo cáncer de mama) deberán examinarse de forma más precoz. El cáncer de mama es una enfermedad que afecta a una de cada once mujeres. Un cáncer que se declara tardíamente evoluciona muy despacio.

Andropausia y próstata

¿Qué consecuencias tiene la andropausia, contrapartida masculina de la menopausia?

Como las mujeres, los hombres están sujetos a cambios fisiológicos que pueden iniciarse a partir de los 40 años. La andropausia es mucho menos visible y radical que la menopausia. Se instala de forma insidiosa pero segura, y se manifiesta con un aumento de peso, sobre todo del abdomen, un aumento del volumen del pecho, una pérdida de la vitalidad y una disminución del volumen de esperma y de la fertilidad. Asimismo, surgen pérdidas cognitivas (mengua de la memoria y la concentración), la piel pierde elasticidad. La andropausia, como la menopausia, modifica el equilibrio hormonal; existe en los hombres afectados una disminución importante de la testosterona y de la DHEA (dehidroepiandrosterona).

¿Cómo se cuida la próstata?

La mayoría de los hombres de entre 40 y 60 años sufren problemas de hipertrofia prostática. Esta glándula, que rodea el canal de la vejiga y el canal urinario, aumenta de volumen y ejerce presiones en la vejiga. Las micciones se hacen más frecuentes, a veces dolorosas. La vejiga no logra vaciarse por completo y corre riesgos de infección urinaria y de cálculos renales.

¿Cuál es el pronóstico para el cáncer de próstata?

El cáncer de próstata afecta a miles de hombres al año. Esta enfermedad afecta a los hombres a partir de los 55 años, raramente antes. Puede detectarse de forma precoz gracias a un análisis de sangre. Por el momento, el único recurso es la extirpación completa de la glándula donde se localiza el tumor. Antes de la aparición de una nueva técnica, esta operación, denominada prostatectomía, ocasionaba graves efectos indeseables, como la impotencia o la incontinencia. Hoy en día, esta intervención se practica por laparoscopia, una técnica ya utilizada en numerosos campos, como la extirpación de la vesícula o del apéndice. Consiste en hinchar el abdomen con gas carbónico, e introducir después, gracias a unas incisiones de pocos milímetros, instrumentos ópticos y quirúrgicos. El cirujano se guía con una pantalla; las zonas ampliadas permiten unos movimientos muy precisos. La intervención es mucho menos compleja y traumatizante, y los plazos de hospitalización se abrevian mucho. Los efectos indeseables disminuyen, así como los costes.

La incontinencia

Al envejecer, el sistema urinario experimenta desajustes. La incontinencia afecta al 20 % de los mayores de sesenta años.

¿Es inevitable a partir de cierta edad? ¿Es posible tratarla?

La incontinencia afecta a varios millones de personas en España; los mayores de 60 años y, sobre todo, los mayores de 75 se ven afectados por estas pérdidas urinarias tan desagradables como humillantes. Los que las padecen tienen la impresión de regresar a la infancia y pierden la autoestima y la confianza en sí mismos. Debido a los partos y a una uretra más corta, las mujeres sufren estos trastornos más que los hombres (un 17 % frente a un 20 %). El esfínter, músculo redondo que cierra la vejiga, pierde capacidad de reacción. Antes de la menopausia, la producción de estrógenos garantiza cierta flexibilidad y eficacia del esfínter. La caída hormonal conlleva cierta rigidez. Al envejecer, la uretra reacciona peor a la presión y transmite menos información. Aumentan los riesgos de problemas urinarios.

Pero la edad no es la única causa de estas dificultades. Hay que tener en cuenta también el cambio de hábitos y unos desplazamientos lentos que comprometen la llegada hasta los aseos. La administración de tranquilizantes, hipnóticos o diuréticos actúa en los mandos del cerebro y explica algunos de estos trastornos.

PONGA A PRUEBA SU DETRUSOR (MÚSCULO DE LA VEJIGA)

— Siento deseos repentinos y acuciantes de orinar: sí/no;
— a veces, no llego a tiempo a los aseos: sí/no;
— tengo que ir a los aseos más de 6 veces al día y más de 1 o 2 veces por noche: sí/no;
— interfiere en mis actividades cotidianas: sí/no.

Si sufre uno de estos síntomas, lleve a su médico este test, que le ayudará a determinar el origen de sus trastornos y a escoger el tratamiento más adecuado.

¿Cuáles son las principales causas de la incontinencia?

Existen dos causas. La incontinencia puede obedecer a unas contracciones involuntarias de la vejiga. Este órgano funciona como un depósito muscular. Normalmente, se contrae cuando se decide orinar y sólo entonces. Cuando las contracciones se vuelven involuntarias, ocasionan, antes de que la vejiga esté llena, deseos de orinar y pérdidas urinarias. Se trata en este caso de inestabilidad vesical.

La otra forma de incontinencia se denomina incontinencia de esfuerzo. Es imputable al fallo de los esfínteres que cierran la vejiga o de los músculos del perineo (parte baja del abdomen). Las pérdidas son independientes de los deseos de orinar; se producen en el momento de un esfuerzo físico, de una tos o un estornudo, etc.

¿Qué signos objetivos sugieren trastornos urinarios?

Es normal orinar seis o siete veces al día (depende de la cantidad de agua que se tome). Más allá de esta frecuencia, y sobre todo si la necesidad de orinar se siente de noche, se habla de polaquiuria (micciones demasiado frecuentes). Las necesidades imperiosas y urgentes de orinar deben indicarse al médico. Estos trastornos pueden conducir a la pérdida involuntaria de orina, es decir, a la incontinencia urinaria.

¿Es posible tratar la incontinencia?

Hay medicamentos que curan la inestabilidad vesical. La incontinencia de esfuerzo requiere una reeducación como complemento de los medicamentos. Una debilidad de esfínter se cura con sesiones de quinesiterapia a lo largo de varios meses, las cuales recuperan la musculatura del esfínter y del perineo. Las intervenciones quirúrgicas son necesarias cuando se trata de lesiones anatómicas (próstata, descenso de órganos).

Los tratamientos no pueden iniciarse sin examen médico completo; las mujeres deberán añadirle un examen ginecológico y los hombres un examen urológico.

Un análisis de orina verificará si existe o no una infección urinaria. Si esta es responsable de la incontinencia, será fácil de tratar. Medidas sencillas, como la utilización de un sillón retrete, o la instalación de aseos cerca de donde se pasa la mayor parte del día o cerca del dormitorio, facilitan la vida del incontinente. También deberá evitar beber demasiados líquidos por la noche.

Puede resolverse la incontinencia nocturna con el empleo de pañales; durante el día, la incontinencia es más difícil de sobrellevar, tanto física como mentalmente. Una cosa es segura: existen tratamientos y soluciones para la incontinencia, y no hay que vacilar en hablar de ello con el médico.

¿Existe una solución quirúrgica?

Existen soluciones complejas que requieren hospitalizaciones de al menos una semana, pero ahora hablaremos de una nueva técnica quirúrgica nacida en Suecia capaz de resolver ciertas incontinencias urinarias femeninas. Recordemos que este problema afecta aproximadamente a un 15 % de la población femenina. Debido a los partos y a los efectos de la menopausia, los ligamentos dejan de desempeñar su función de contención.

Si las sesiones de reeducación han alcanzado sus límites (tienen un efecto limitado en el tiempo), puede considerarse la solución quirúrgica. Esta operación —con anestesia local o epidural— dura unos treinta minutos y requiere una hospitalización de un día. Esta técnica, conocida con las siglas TVT (*Tension free Vaginal Tape*), consiste en colocar una estrecha faja de material plástico (el prolene) para sostener el uréter. El porcentaje de éxito alcanza el 90 %.

Sexualidad

Los juegos eróticos no son una cuestión de edad, sino más bien de respeto, ternura e imaginación.

A partir de los 60, ¿podemos esperar una sexualidad plena?

Envejecer no implica renunciar a la sexualidad. En un reciente sondeo, el 25 % de los mayores de 70 años declaran hacer el amor más de tres veces por semana.[5] Sus preferencias amorosas se inclinan hacia las caricias, los preliminares; ya no se busca el rendimiento físico. No obstante, muchos confiesan experimentar una disminución del deseo, una pérdida del apetito sexual.

En el hombre, no hay deterioro fisiológico ni pérdida de fertilidad. La mayoría de los hombres dispone de un nivel de testosterona suficiente para conservar una sexualidad plena hasta los 90 años. No obstante, a partir de los 60, el 20 % de la población masculina experimenta erecciones más lentas y de menor duración. Aparecen dificultades para eyacular. Una consulta médica puede revelar el origen de estos trastornos. Existen eficaces tratamientos hormonales.

Las mujeres experimentan alteraciones funcionales: sequedad de la vulva, atrofia de la pared vaginal, disminución de la lubrificación vaginal; en cambio, el clítoris conserva todo su potencial erógeno. Hoy día, la terapia hormonal sustitutiva borra algunos efectos de la menopausia, genera una mejor lubrificación de la vagina y una elasticidad del perineo.

¿Cuáles son las causas de la impotencia de los hombres?

La edad no causa impotencia. Los problemas de salud y el estrés explican en mayor medida los casos de impotencia de los hombres de cierta edad. Los problemas sexuales son también el resultado de la obesidad y la diabetes. Tratar estos dos problemas aporta a menudo un principio de solución. El tabaco también influye; los fumadores sufren más trastornos de la erección que los no fumadores, y acuden más a las consultas de andrología.

5. Sondeo realizado por el sitio Seniorplanet (www.seniorplanet.fr).

¿Tienen algún tratamiento los problemas de impotencia?

Según el origen de los problemas, el médico puede prescribir un tratamiento hormonal o sesiones de relajación. Si persisten los trastornos eréctiles, existen soluciones puntuales eficaces. Hasta hace poco sólo las inyecciones intracavernosas de prostaglandina ayudaban a los hombres afectados por disfunción eréctil. Hoy en día, con la aparición de la Viagra, existe una alternativa. Gracias a este tratamiento oral, los hombres pueden experimentar erecciones de excelente calidad. Hay que tomar el comprimido una hora antes de la relación sexual. La mejoría depende del origen del trastorno. La toma de Viagra se acompaña de contraindicaciones precisas (en particular, algunos problemas cardiacos).

La salud en la vida cotidiana

Todos los días, nuestro cuerpo sabe protegernos de las agresiones externas, su sistema inmunitario lucha en todos los frentes. Evidentemente, este caparazón no carece de fallos. Pueden aparecer enfermedades benignas y pequeñas heridas fáciles de tratar.

El seguimiento médico

¿Cuándo y cómo conviene hacerse una revisión médica?

La Seguridad Social propone a todos sus asegurados la posibilidad de hacerse una revisión médica completa (los famosos *chequeos*) de forma gratuita. Es particularmente interesante hacérsela con regularidad, más o menos cada cinco años. Consiste en una serie de exámenes y análisis destinados a establecer un perfil preciso del estado de salud.

Esta revisión incluye la medición de la estatura y del peso, un análisis de sangre y de orina, un electrocardiograma, una radiografía del tórax, la comprobación de la agudeza visual y auditiva y una revisión bucodental; en algunos casos pueden efectuarse exámenes complementarios. A esta revisión practicada por la Seguridad Social puede añadirse un chequeo que se centrará en detecciones de afecciones cardiovasculares, cáncer, etc., con análisis y exámenes específicos (mamografía, laringoscopia, endoscopia, etc.).

¿Cuáles son las vacunaciones necesarias a partir de los 50?

Se recomienda vacunarse contra la gripe todos los años en otoño. Para quienes sufren enfermedades respiratorias, cada cinco años se practica una vacunación antineumocócica.

La vacunación antitetánica precisa un recuerdo cada diez años. Es muy importante tenerla al día.

Una gran proporción de jubilados se dedica a los placeres de la jardinería, y como el bacilo tetánico reside en la tierra, conviene sugerirles a menudo que comprueben la validez de su vacuna contra el tétanos.

Es irritante saber que aún se muere de tétanos cuando existen medios preventivos que eliminan cualquier riesgo. Por ello, es importante mantener la cartilla de vacunaciones al día.

ENTENDER UN ANÁLISIS DE SANGRE

El análisis de sangre o hemograma consiste en estudiar las células y establecer su constitución química; se indican también los valores normales para poder compararlos con los valores obtenidos.

El hemograma comprende cuatro grandes partes:

• El recuento sanguíneo mide los elementos de la sangre, en especial la concentración de glóbulos blancos y rojos. La disminución de los glóbulos rojos indica anemia. Un alto volumen de glóbulos blancos revela una infección en el organismo ya que son estos glóbulos los que luchan contra las infecciones.

• La segunda parte detalla la fórmula leucocitaria y da la proporción de distintos glóbulos blancos:

— polimorfonucleares neutrófilos: su aumento revela una infección vírica;
— polimorfonucleares eosinófilos: un nivel demasiado elevado significa una alergia o una parasitosis;
— polimorfonucleares basófilos.

La velocidad de sedimentación informa asimismo sobre la presencia de una infección; en este caso aumenta.

• Las plaquetas también se contabilizan; son imprescindibles para la coagulación.

• La composición química mide las sales minerales y también otros parámetros. Veamos los más corrientes:

— proteína C-reactiva: un nivel superior a la media (6 mg/l) indica la existencia de un proceso inflamatorio;
— glucemia en ayunas: mide el nivel de azúcar. Un nivel importante puede señalar una diabetes;
— colesterol total: un nivel elevado aumenta los riesgos cardiovasculares. Unos exámenes complementarios medirán el nivel de colesterol *bueno* (HDL) y *malo* (LDL);
— triglicéridos: informan sobre el nivel de grasas en la sangre. Un nivel elevado amenaza al sistema cardiovascular (arteriosclerosis);
— transaminasas GOT y GPT: un nivel elevado de estas enzimas liberadas por el hígado aumenta en particular los riesgos de enfermedad hepática;
— urea/creatinina: un nivel elevado revela una insuficiencia renal;
— ácido úrico: su nivel se incrementa en el caso de la gota.

El sistema inmunitario

¿Qué defensas opone el organismo a los gérmenes?

En primer lugar, el sudor convierte la piel en una superficie inadecuada para la proliferación de los microorganismos. Además, sus numerosos sensores evitan las lesiones por reflejo. Por citar sólo uno, hablemos del reflejo de retirar la mano en caso de quemadura para limitar la gravedad de esta. Las mucosas son más permeables a los microorganismos, pero los hongos y las bacterias que albergan, inofensivos para el organismo, luchan contra la invasión de microorganismos portadores de enfermedades. Por eso, hay que mantener la flora intestinal, vaginal, etc.

¿Cómo reacciona el organismo ante una infección?

A pesar del importante dispositivo de seguridad que constituyen la piel y las mucosas, a veces penetran microorganismos en el cuerpo y provocan una infección. Existen dos categorías principales de agentes infecciosos: las bacterias y los virus. Frente a estos agentes, el organismo presenta diferentes reacciones.

Cuando el organismo reconoce una sustancia extraña, se produce una multiplicación de los linfocitos, que destruyen este antígeno (cuerpo extraño) y le presentan unos anticuerpos. El cuerpo conserva en la memoria este episodio, y en caso de una invasión idéntica podrá reaccionar más deprisa.

Es el principio de la vacunación. La vacuna consiste en introducir en el organismo toxinas o microorganismos inofensivos, para que el sistema inmunitario los identifique, los conserve en la memoria y pueda reaccionar rápidamente si algún día entra en contacto con el verdadero agente.

Otro ejemplo es el del individuo infectado que no se ha vacunado y que puede tratarse con un suero que contenga anticuerpos específicos para el microorganismo correspondiente. Los antibióticos resultan eficaces contra las bacterias, pero no desarrollan ninguna acción contra los virus.

El sistema inmunitario puede experimentar disfunciones, cosa que ocurre con las alergias y las enfermedades autoinmunes. La alergia es una reacción exagerada frente a la llegada de un elemento extraño. Las enfermedades autoinmunes son graves, porque destruyen las propias células del organismo. El organismo reacciona como en un trasplante, cuando rechaza la parte trasplantada, aunque en este caso lo que rechaza es una parte propia. La medicina todavía no sabe curar estas enfermedades; sólo puede frenar sus efectos.

¿Por qué es imprescindible tomarse la gripe en serio?

La gripe sigue provocando defunciones, por lo que es imprescindible la vacunación para protegerse de ella. Esta enfermedad afecta a todo el mundo; nadie es inmune a ella. Es particularmente temible entre las poblaciones de más edad. En España, la vacunación contra la gripe se ofrece sin coste alguno a cualquier persona mayor de 65 años.

La gripe no avisa; una fiebre alta se cierne sobre la persona afectada, que se siente muy fatigada y sufre dolores de cabeza y dolores musculares. No existe tratamiento específico; los antibióticos son ineficaces, como para cualquier afección vírica. Los síntomas suelen desaparecer en pocos días, aunque pueden perdurar y prolongar la convalecencia. Hay que temer sobre todo las complicaciones pulmonares, cardiacas y neurológicas, en particular en las personas con una salud frágil. Hay que vacunarse mucho antes de que aparezcan los síntomas.

El virus llega a Europa por lo general en otoño, y las vacunas están disponibles hacia finales de septiembre. La gripe se propaga rápidamente (el tiempo de incubación es muy breve). Las vacunas se toleran muy bien y garantizan al cabo de quince días una protección del orden del 60 al 90 %.

Los medicamentos

Se oye hablar con frecuencia de clasificación de medicamentos. ¿En qué consiste?

Cabe distinguir los medicamentos de venta libre sin receta, que no exponen a ningún riesgo importante. No figuran en ninguna lista. Los medicamentos que se venden exclusivamente con receta se distribuyen en dos categorías. Los inscritos en la lista I presentan el mayor riesgo para la salud: son los más tóxicos.

Los fármacos incluidos en la lista II presentan riesgos menores. Una categoría adicional, la de los estupefacientes, sólo se prescribe con una receta particular denominada receta de matriz. La duración de esta receta no excede siete días. La última categoría se refiere a los psicotrópicos; estos medicamentos modifican el estado mental.

ATENCIÓN AL EXCESO DE MEDICACIÓN Y A LAS PRESCRIPCIONES MÚLTIPLES

Los mayores de 40 años toman por término medio 3-4 medicamentos al día; algunas personas de mucha más edad pueden ingerir hasta 14 medicamentos diarios. No es raro, entonces, que se olviden de tomar algunos de ellos en estas prescripciones a largo plazo.

Ni siquiera con la excusa de ganar espacio, para un viaje por ejemplo, se deben mezclar nunca varios medicamentos en un mismo frasco. Siempre hay que conservarlos en su envase de origen.

¿Cómo se evitan incompatibilidades entre medicamentos?

Las patologías múltiples son numerosas a partir de cierta edad: las recetas se alargan, las prescripciones del médico de cabecera se añaden a las del especialista. La utilización de la cartilla de salud y la presentación de las diversas recetas que cada especilista le ha prescrito deberían evitar cualquier peligro. El farmacéutico, sobre todo si siempre se acude al mismo, también puede controlar la armonía de las diferentes recetas.

Para no complicar más el proceso, nunca se tome la libertad de modificar por su cuenta la administración de estos medicamentos. Coméntelo siempre con su médico, incluso si toma la iniciativa de utilizar un medicamento de venta libre para un trastorno pasajero.

Lea los prospectos, adopte el hábito de preguntarle a su médico por qué le prescribe uno u otro medicamento y cuáles son los eventuales efectos secundarios. En tal caso, ¿qué actitud habrá que adoptar? ¿A qué hora hay que tomar los medicamentos prescritos —antes, después o durante las comidas—, etc.? ¿En qué plazo cabe esperar un resultado?

Muestre una actitud activa respecto a su toma de medicamentos. Y, sobre todo, recuerde que el alcohol y los medicamentos son sustancias totalmente incompatibles.

EL BOTIQUÍN

Aparte de los fármacos prescritos para un eventual tratamiento, un botiquín debe incluir:

— suero fisiológico en dosis individuales;
— alcohol al 70 %;
— un antiséptico;
— compresas estériles;
— pequeños vendajes;
— una venda adhesiva extensible;
— una venda de contención y dos imperdibles;
— una pinza para astillas;
— unas tijeras pequeñas de punta redonda;
— un termómetro;
— analgésicos (ácido acetilsalicílico o paracetamol);
— cremas contra las quemaduras;
— una protección solar;
— jarabe contra la tos (verificar el tipo de tos que trata y si es compatible con los demás medicamentos);
— pomada oftálmica o un colirio antiséptico (como los frascos se conservan poco tiempo es mejor optar por las dosis individuales);
— antidiarreicos;
— una pomada para traumatismos.

Las medicinas alternativas

La medicina, tal como la conocemos, se basa en los principios de la alopatía, es decir, en la ley de los contrarios. El médico prescribe unos medicamentos que tienen unos efectos contrarios a los síntomas. Por ejemplo, las insuficiencias cardiacas se tratan con tónicos cardiacos; los analgésicos, como la morfina, se prescriben en caso de dolor. La alopatía constituye la medicina más utilizada desde la Antigüedad. Sin embargo, no es la única. También existen medicinas denominadas alternativas que no utilizan el mismo principio.

¿Cuáles son los fundamentos de las medicinas alternativas y sus principales ámbitos?

La *acupuntura* apareció en China hace más de seis mil años. El hombre se percibe como parte integrante del universo; una enfermedad sólo es la expresión de un desequilibrio de su organismo. Para el acupuntor, se trata de restablecer la buena circulación de la energía interior por una red de 12 meridianos principales. Estimula mediante agujas unos puntos precisos de este mapa del cuerpo humano. La acupuntura es particularmente eficaz contra el dolor. Asimismo, ha demostrado su eficacia para ayudar a abandonar el tabaco.

La *homeopatía* fue inventada por un médico alemán, Hahnemann. Se basa en un principio similar al de la vacuna. Contrariamente a la alopatía, basada en la ley de los contrarios, la homeopatía aplica la ley de las similitudes. En efecto, trata de crear una afección similar (homeopatía) introduciendo dosis infinitesimales (expresadas en CH, centesimal hahnemaniana) de una sustancia que provoca síntomas comparables a los trastornos observados. La homeopatía estimula así las defensas naturales del enfermo.

La homeopatía no trata una enfermedad aislada sino que considera a un enfermo en su totalidad. Por ello, los tratamientos son muy personalizados y se basan en un examen y un interrogatorio previos muy precisos. La primera consulta a un homeópata dura en general más de una hora. Se le reconocen a la homeopatía virtudes en materia de enfermedades alérgicas y trastornos funcionales (estrés).

La *oligoterapia* consiste en la utilización terapéutica de los oligoelementos (cobre, oro, plata, manganeso, cobalto, etc.); tiene ventajas similares a las de la homeopatía.

La *mesoterapia* se basa en la inyección de medicamentos en dosis muy bajas en el lugar donde el paciente siente un dolor. Puede ser beneficiosa para el tratamiento de los reumatismos, por ejemplo.

La *fitoterapia* trata las enfermedades exclusivamente con las plantas, sean frescas, secas o transformadas en extractos naturales. En la actualidad, es objeto de una verdadera pasión. Pero, cuidado, utilizar las plantas sin discernimiento no carece de riesgos.

La *osteopatía* utiliza el principio de la autocuración. Los osteópatas intentan, de manera manual, que el cuerpo se regenere o se autorregule. El terreno principal de la osteopatía engloba los dolores de espalda, los trastornos articulares y las ciáticas. Puede combatir los trastornos ORL, como las sinusitis, e incluso algunos trastornos psicosomáticos, como la hiperemotividad, la ansiedad, etc. Evidentemente, la osteopatía no puede utilizarse en el caso de enfermedades degenerativas graves (cáncer, SIDA, etc.), infecciosas u orgánicas (úlceras, afecciones cardiacas, etc.). La osteopatía se desarrolla cada vez más en España.

La *balneoterapia* utiliza con fines terapéuticos el agua de manantial. Las curas termales han demostrado su eficacia para tratar los problemas respiratorios, reumáticos y vasculares.

La *talasoterapia* aprovecha las virtudes del agua de mar y del ambiente marino. Resulta muy eficaz en los tratamientos de la astenia y la fatiga, y propone estancias de puesta en forma.

Hay que escoger el centro en función de las patologías. Todos proponen un tratamiento básico que comprende necesariamente al menos cuatro cuidados diarios. Cabe destacar que los balnearios y los centros de talasoterapia se interesan cada vez más por la población de las personas mayores, a los que ofrecen fórmulas de puesta en forma adecuadas. Estas estancias de los cincuenta años incluyen por lo general revisiones hormonales y cardiovasculares, y proponen ejercicios para favorecer el sueño y la memoria.

Segunda parte
PREVENIR

La alimentación

La salud en nuestro plato

Cualquiera que sea nuestra edad, la alimentación debe ser lo más variada posible. Por otra parte, esta variedad constituye la mejor garantía contra las carencias alimentarias.

A partir de los 50 años, hay que procurar consumir mucho calcio, aumentar la ración de fibra para una mejor asimilación y evitar los excesos.

Comer bien no significa comer triste. ¡Al contrario! La variedad de alimentos estimula las papilas gustativas y evita las carencias.

La alimentación es la mejor prevención contra la fatiga, contra los problemas digestivos, contra el estreñimiento, contra algunos dolores, en particular los de la espalda, e incluso contra los riesgos de fractura, que se incrementan con la edad.

¿Cuáles son nuestras necesidades nutricionales diarias al alcanzar los 50?

Hay que adaptar la ración a la edad.

Más allá de los 60 años, se recomiendan raciones de entre 1.800 y 2.000 calorías al día, algo inferiores a las aconsejadas entre los 30 y 40 años (2.000 calorías al día para las mujeres y 2.700 para los varones). Estas raciones deben adaptarse al estilo de vida y al gasto físico. Una buena alimentación no se puede evaluar en función de la cantidad, sino en función de la variedad y calidad de los alimentos ingeridos.

Los alimentos se dividen en tres categorías: glúcidos (azúcares), prótidos (proteínas) y lípidos (grasas). Una dieta sana debería basarse en un 50-55 % de glúcidos, un 15-20 % de prótidos y un 25-30 % de lípidos.

Los *glúcidos* se escinden en dos categorías: los azúcares rápidos y los azúcares lentos. El organismo asimila directamente los primeros sin digerirlos. Los otros requieren un proceso de digestión. Los glúcidos proceden del azúcar, los productos azucarados, la leche, los cereales y derivados (harina, sémola, pan, pastelería, pasta) y las legumbres.

Los *lípidos* se hallan en los cuerpos grasos de origen animal (mantequilla, nata, etc.) o vegetal (aceite, margarina).

Los *prótidos* proceden de la carne, el pescado, el marisco, los huevos y los productos lácteos.

LA RACIÓN ENERGÉTICA

El valor energético de los alimentos se expresa en calorías. Esquemáticamente, se considera que:

— 1 g de glúcidos libera 4 calorías;
— 1 g de prótidos libera 4 calorías;
— 1 g de lípidos libera 9 calorías.

¿Cuáles son las reglas de una buena alimentación?

En primer lugar, hay que fraccionar las tomas diarias de alimentos en cuatro comidas (desayuno, comida, cena y un tentempié adicional). Estas comidas presentan una importancia desigual. En general, hacemos lo contrario de lo que se debería hacer, es decir, tomar un desayuno abundante y una cena ligera. ¿Cuántos de nosotros nos conformamos con un cafecito por la mañana y apreciamos una gran cena por la noche? Este error impide hacer acopio de energía para afrontar las necesidades de la jornada y dificulta el sueño. Por la noche, las necesidades alimentarias son menores, ya que el cuerpo se dispone a descansar. En cambio, el desayuno es primordial. Después de doce horas de ayuno (en latín, *disjunare* significa «romper el ayuno»), el cuerpo necesita reconstituir sus reservas. Así, el desayuno debe satisfacer la cuarta parte de nuestras necesidades alimentarias, con pan o cereales, alimentos dulces (miel o mermelada), cuerpos grasos (mantequilla o margarina) por su riqueza en vitaminas A y E, fruta o zumo de fruta por su vitamina C, y una fuente de proteínas (queso, yogur o huevo).

LAS PROTEÍNAS

Se recomienda comer 1 g de proteínas por kilo de peso. Así, una persona de 60 kg deberá tomar 60 g de proteínas al día, una ración que deberá aumentar en caso de fiebre, fractura reciente, infección o herida. Para calcular los aportes, hay que saber que 18-20 g de proteínas son aportados por 100 g de carne, 100 g de pescado, 2 huevos, medio litro de leche, 4 yogures, 180 g de queso blanco, 70 g de emmental y 90 g de camembert.

La *comida* debe ser más abundante que la cena e incluir ensaladas, verduras, proteínas y un producto lácteo. La carne no es necesaria en todas las comidas. Como hemos visto, las proteínas se encuentran también en el pescado, los huevos, las legumbres y los cereales.

La *merienda* resulta fundamental a todas las edades. Aporta un complemento imprescindible y permite aligerar la cena, que no debe ser muy copiosa.

La *cena* debe ser ligera para no comprometer la calidad del sueño. Las sopas son idóneas, sobre todo las caseras. Aportan líquido, sales minerales y vitaminas.

EL CALCIO

Su aporte debe aumentarse con la edad. Así, las mujeres deberían consumir 1.000-1.200 mg al día de calcio antes de la menopausia; después de la menopausia, 1.200 mg si siguen una terapia hormonal y 1.500 mg si no la siguen. Para los hombres, se recomiendan 1.200 mg al día. 300 mg de calcio equivalen a 2 yogures o 30 g de gruyer, 1 cuenco de leche, 10 vasitos de *petit-suisse* de 30 g, de 80-100 g de camembert o 300 g de queso blanco. 850 g de col o 1 kg de naranjas aportan asimismo 300 mg de calcio.

Para tener la seguridad de alcanzar la dosis de calcio necesaria para nuestro organismo, adoptemos el siguiente principio: un producto lácteo en cada una de las cuatro comidas.

¿Qué se puede hacer cuando no gusta la leche o existe intolerancia?

Muchas personas experimentan dificultades para beber o digerir la leche. A menudo se debe a una intolerancia a la lactosa, el azúcar natural de la leche. Algunos fabricantes ofrecen leches con contenido reducido de lactosa. Existen asimismo productos de sustitución, en particular a base de algas, que aportan una dosis interesante de calcio.

No obstante, son pocas las personas a las que no les gusta la leche incluida en un plato; existe una gran cantidad de recetas que hacen consumir calcio sin darse cuenta.

Por citar sólo unos ejemplos, los gratinados con salsa bechamel, las tartas de queso blanco, las sopas de leche con calabaza, los suflés de queso, los flanes, la repostería casera, etc.

Las vitaminas y sales minerales

Estos elementos absorbidos en cantidad infinitesimal son, juntos y por separado, imprescindibles para la vida. El cuerpo no sabe fabricar las vitaminas (salvo la vitamina D, que puede sintetizarse con la acción del sol); sólo la alimentación y eventualmente unos suplementos alimenticios pueden proporcionárselas.

Si tememos no consumir bastantes, ¿debemos tomarlas en forma de comprimidos?

Conocemos la importancia de las vitaminas y sales minerales. Atención: un aporte excesivo de vitaminas puede ser nocivo. Hay que respetar las dosificaciones recomendadas.

Unas dosis indiscriminadas de vitaminas (como las que algunos norteamericanos toman cada día) no han demostrado su eficacia contra los efectos del envejecimiento y, lo que es peor, exponen a peligros reales. Así, para las vitaminas que con frecuencia se aportan como suplementos alimenticios, presentamos en la página siguiente las dosis recomendadas.

En lo que respecta a la vitamina C, las mujeres sólo necesitan 75 miligramos al día, y los hombres, 90. Más de 2.000 miligramos diarios exponen a complicaciones digestivas. En cuanto a la vitamina E, se recomienda una dosis de 15 miligramos al día. Dosis de 1.000 miligramos diarios tienen efectos anticoagulantes y exponen a riesgos de hemorragias. En cuanto a la vitamina A, la administración de betacaroteno sólo se recomienda en los casos de carencia severa. El selenio, que algunas personas toman en dosis elevadas, no debería superar los 55 miligramos al día. Más de 400 acarrean caída del cabello y fragilidad de las uñas. Si supone carencias, coménteselo al médico y confíe más en su alimentación que en la administración de medicamentos.

El aporte hídrico

¿Hay que obligarse a beber?

El cuerpo se compone de un 60 % de agua; la evacua por la orina, la respiración y la transpiración. Con la edad, disminuye la sensación de sed. Hay que obligarse a beber, sin esperar a tener ganas, hasta alcanzar 1,5 litros de agua al día, que viene a añadirse al litro de líquido absorbido de cualquier otra forma (sopa, agua contenida en los alimentos). Es la única forma de compensar la pérdida diaria, evaluada en 2,5 litros por individuo. Hay que beber más en caso de fiebre o en un ambiente demasiado caldeado. Lo mejor es tener siempre una botella de agua al alcance de la mano, muy a la vista. Beber garantiza una buena hidratación del organismo y una elasticidad satisfactoria de los tejidos. Deshidratados, resultamos mucho menos resistentes. Una pérdida de agua del 2 % (1,5 litros para un hombre de 70 kilos) disminuye la capacidad física en un 20 %.

El peso ideal

¿Cómo conviene perder peso?

Al margen de las consideraciones estéticas, ¿cómo es posible saber si debemos perder peso?

Para ver (¡o demostrarse!) que es necesario adelgazar, se puede tener en cuenta una escala de corpulencia. Para ello, hay que calcular el índice de Quetelet o IMC (Índice de Masa Corporal) de la forma siguiente: hay que dividir el peso (en kilos) por la estatura (en metros) al cuadrado. Así, una mujer que mida 1,60 metros y pese 65 kilos obtiene la ecuación siguiente:

$$\text{IMC} = 65/(1{,}60 \times 1{,}60) = 25{,}39$$

Cuanto más elevado es el índice, más importante es la masa corporal. Según la Organización Mundial de la Salud, se habla de obesidad cuando el IMC es mayor de 30. Existe delgadez con un índice inferior a 18,5. El peso ideal se sitúa entre 18,5 y 24,9 para las mujeres, y entre 20,5 y 25 para los varones. El sobrepeso se establece entre 25 y 29,9. Más allá de 40, los médicos hablan de obesidad mórbida.

En Europa, las estadísticas demuestran que casi la tercera parte de la población acusa un sobrepeso. La herencia genética explica la tercera parte de las obesidades, pero, en general, una dieta incorrecta es el origen de las demás. La proporción de obesos va aumentando debido a las desastrosas modificaciones de nuestros hábitos alimentarios.

La sobrecarga de peso hipoteca nuestra salud, todos lo sabemos, y también sabemos lo difícil que resulta perder peso.

¿Por qué es más difícil perder peso a partir de los 50?

A partir de cierta edad, los hábitos alimentarios instalados desde hace mucho tiempo resultan más difíciles de modificar. Además, el organismo quema menos calorías, por lo que se expone a sufrir un aumento de peso. Por este motivo, perder peso obsesiona a numerosos jubilados; algunos han probado múltiples regímenes, a menudo poco convincentes.

¿Existen recetas milagrosas o más bien unos métodos más eficaces que otros para alcanzar este objetivo?

Para perder peso, el axioma básico es adoptar una alimentación equilibrada desde el punto de vista cualitativo y cuantitativo.

Es imprescindible adoptar una actitud de desconfianza hacia los regímenes muy restrictivos, en particular los que sólo apuestan por un tipo de alimento, ya que presentan carencias. Recordemos la importancia del desayuno y la frugalidad de la cena.

Los mejores regímenes son los que permiten comer todo tipo de alimentos, pero en cantidades razonables. Lo que hace engordar son los abusos, no la variedad.

El equilibrio alimentario no se establece en un solo día; al contrario, tiene que establecerse a lo largo de un periodo más largo, una semana, por ejemplo. Así, es perfectamente posible compensar al día siguiente los pequeños excesos de la víspera. Introducir flexibilidad en la dieta no significa permitirse todo tipo de libertades.

De todas formas, en lugar de hablar de régimen, podemos hablar de aprendizaje de unos buenos hábitos alimentarios. Para ello, ¿por qué no apoyarse en una ayuda exterior? En un dietista, por ejemplo, y establecer juntos un programa concreto. Los balnearios especializados en este tema pueden favorecer asimismo el inicio o la continuación de un régimen. También existen asociaciones capaces de ofrecer una orientación de calidad y proponer soluciones razonables y realistas.

Es cierto que se debe adelgazar, pero no hasta el punto de poner en peligro nuestra salud. Hay que saber ser paciente, no sacrificar ninguna comida, comer de todo, en particular pan y féculas. Los dulces, las grasas y el alcohol consumidos en cantidad moderada tienen su lugar en un régimen alimentario.

EJEMPLO DE UNA JORNADA TIPO

Desayuno

— Un cuenco grande de leche y azúcar;
— la quinta parte de una barra de pan, una nuez de mantequilla y dos cucharaditas de mermelada;
— un yogur con 2 cucharaditas de azúcar.

Almuerzo

— Una ensalada y una cucharada sopera de vinagreta;
— 100 g de carne o pescado o 2 huevos;
— un plato de féculas (dos patatas medianas) o verduras cocidas (más una nuez de materia grasa para la cocción);
— 35 g de queso;
— una pieza de fruta mediana;
— 2 rebanadas de pan.

Merienda

— Un cuenco de leche y cereales (20 g) y 2 cucharaditas de azúcar.

Cena

— Puré de patatas (30 g) y verduras (70 g);
— carne, pescado o huevos según el almuerzo;
— un plato de fécula o verdura cocida;
— un yogur con azúcar;
— una pieza de fruta mediana;
— 2 rebanadas de pan.

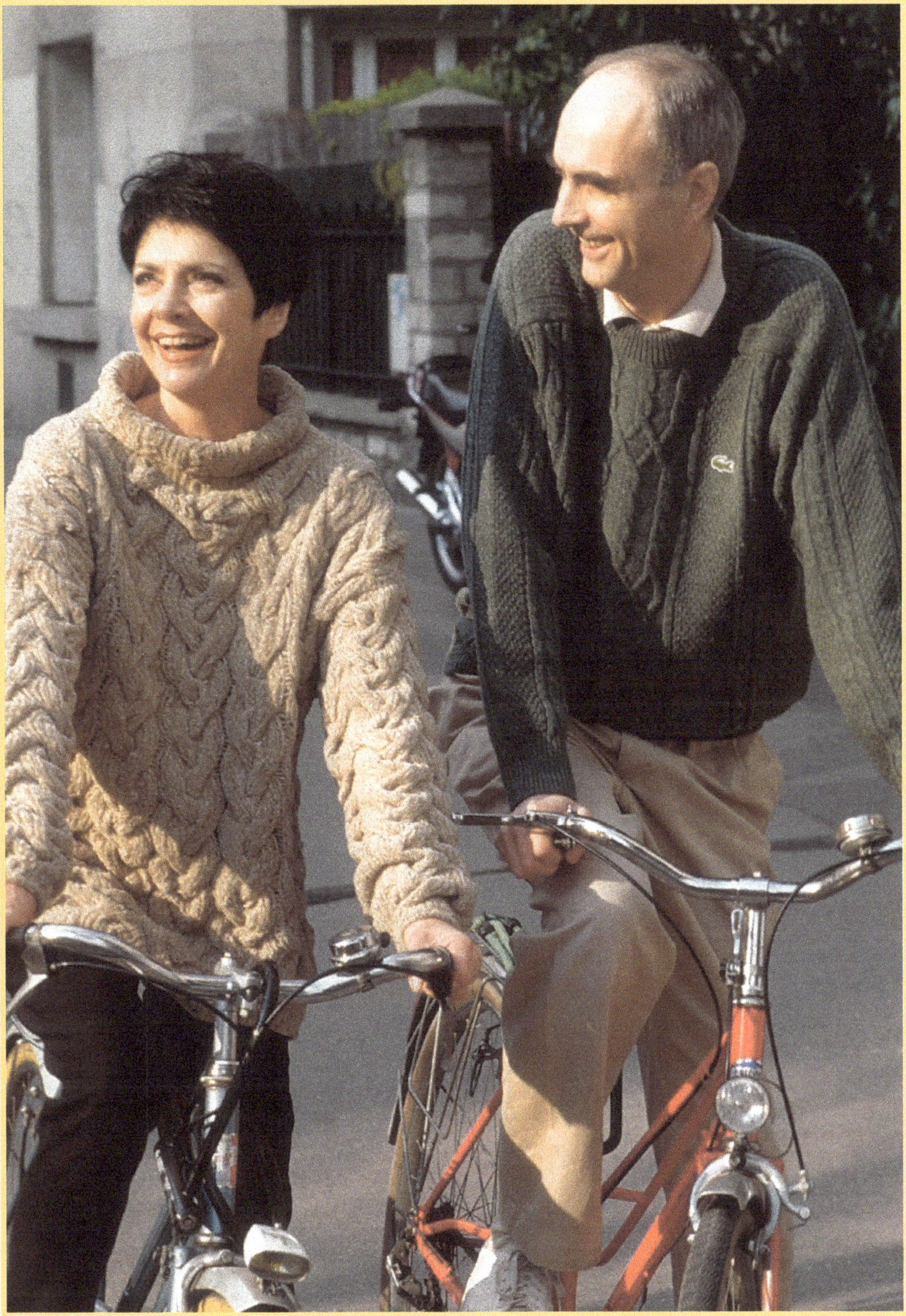

Los deportes bien dosificados son saludables, especialmente los de resistencia, que conllevan un esfuerzo regular a largo plazo: marcha, esquí de fondo, paseos en bicicleta... (Fotografía de Christian Limouzy)

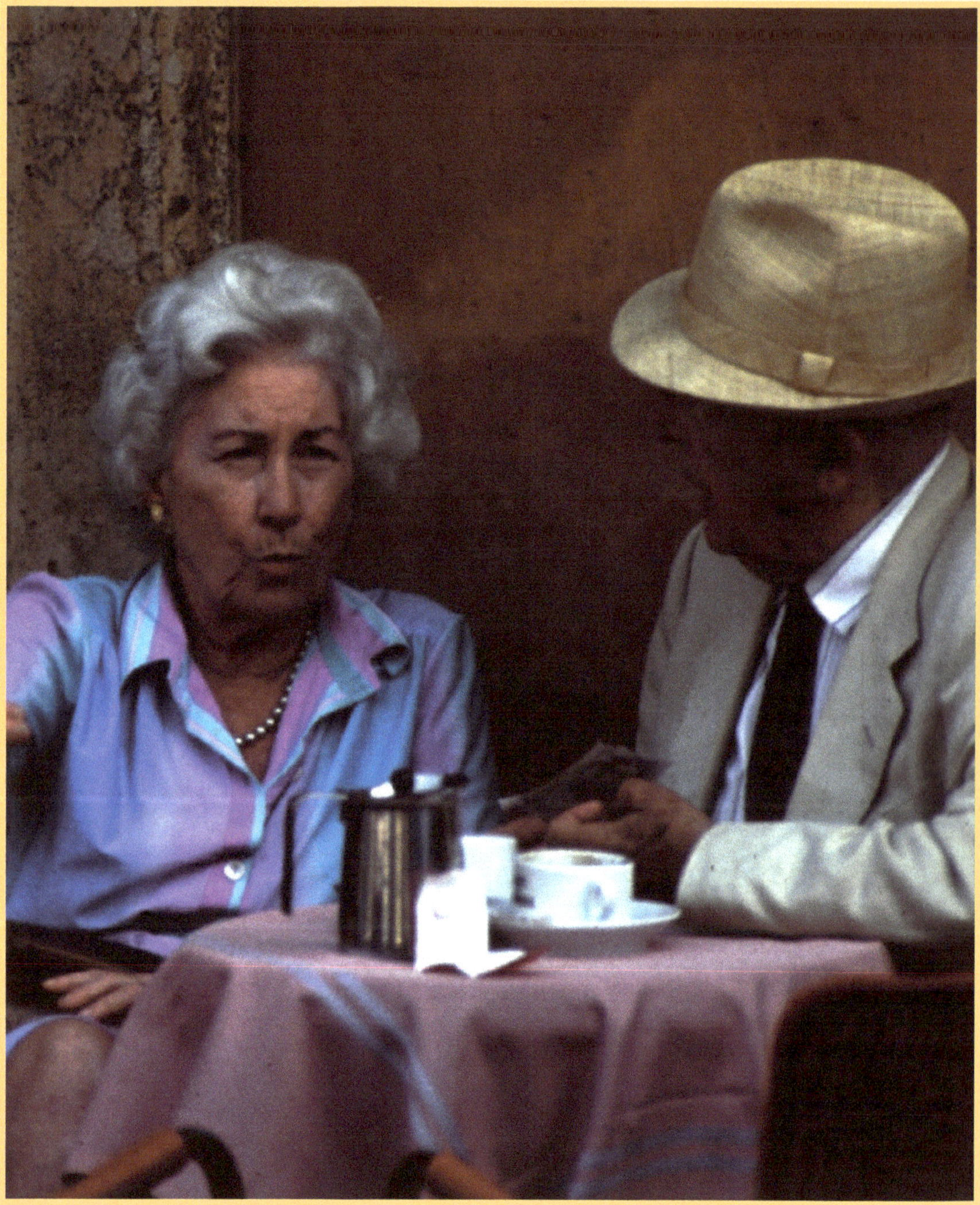

Los juegos de seducción no son una cuestión de edad, sino más bien de imaginación, respeto y complicidad. Envejecer no implica renunciar a la ternura y la seducción. (Fotografía de Alpha/Oméga)

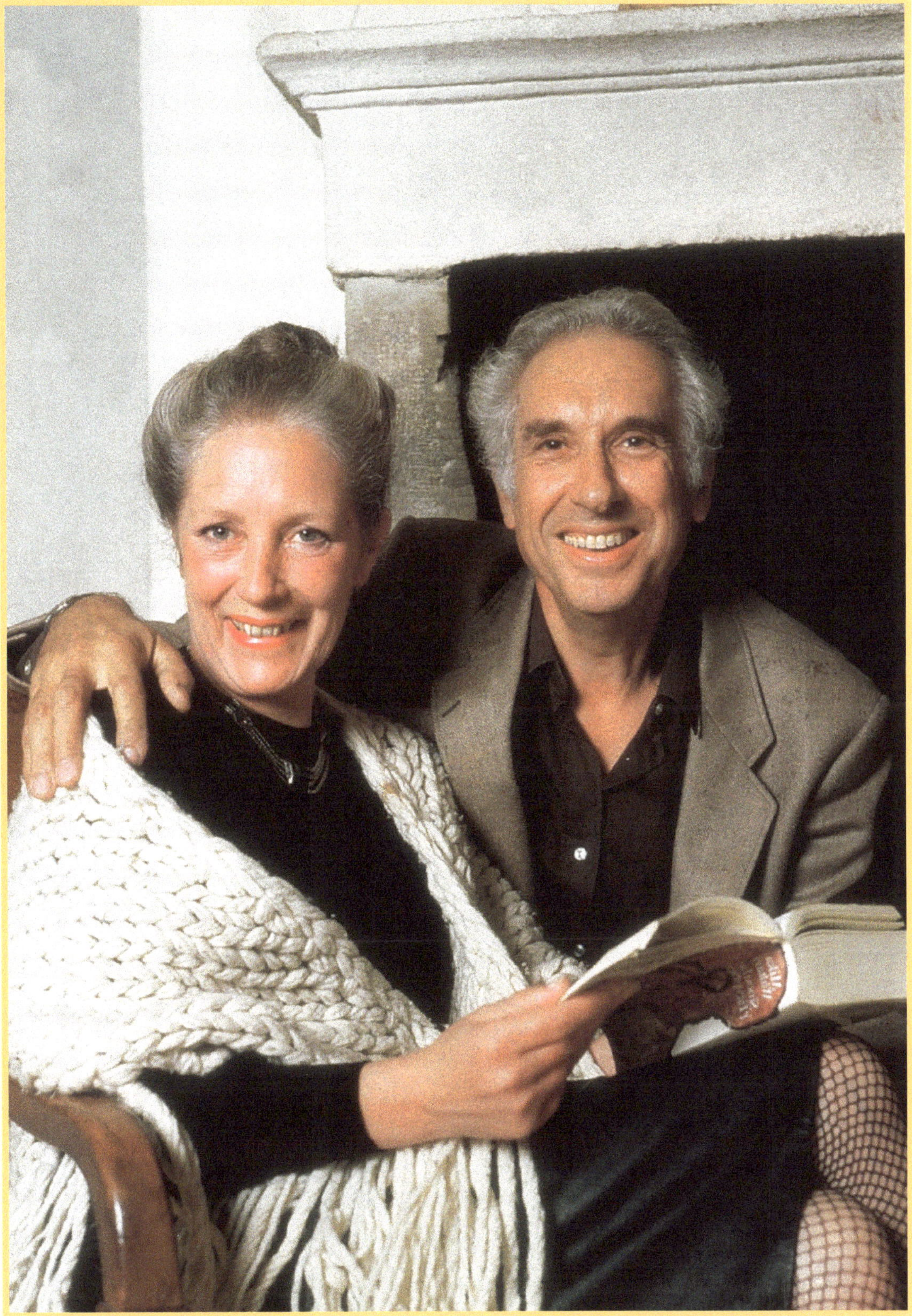

La jubilación para disfrutarla con el cónyuge es la ilusión de cualquier pareja. (Fotografía de Pascale L.R.-Alpha/Oméga)

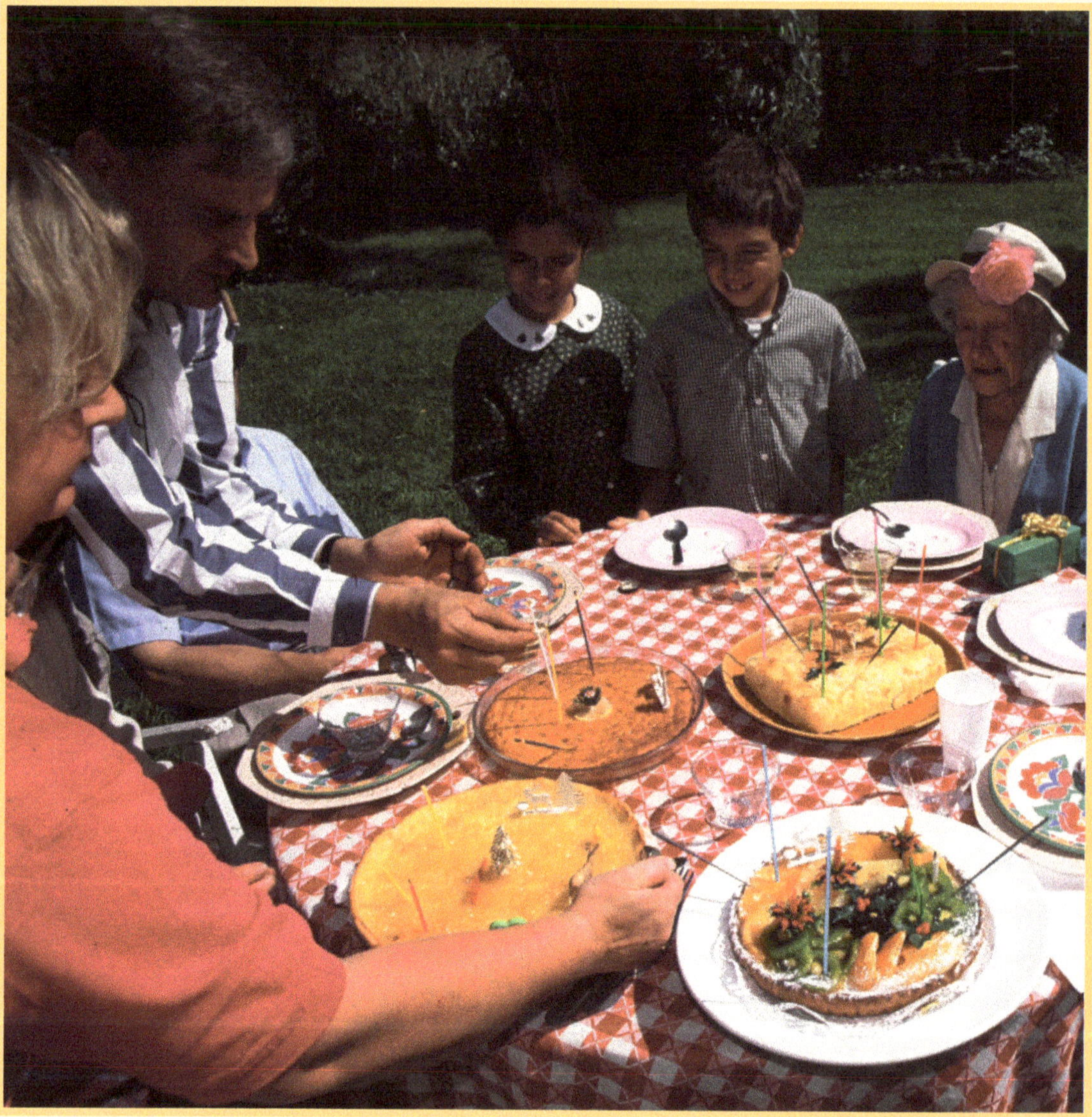

Reunión de distintas generaciones en torno a una mesa. (Fotografía de John Pole-Alpha/Oméga)

Moverse para envejecer bien

El cuerpo sufre más por la inactividad que por el movimiento. Se anquilosa. Resulta más peligroso quedarse sentado en la butaca que calzarse un buen par de zapatos y salir a caminar durante una hora al aire libre. Ahora todo contribuye a limitar nuestros esfuerzos físicos. El coche sustituye a la bicicleta, los ascensores y las escaleras mecánicas han sustituido a los viejos tramos de escalera; ya no estamos acostumbrados a la fatiga física, pero nos suele invadir una gran fatiga nerviosa. Frente a ella la única defensa es moverse.

¿Qué beneficios obtiene el cuerpo con el ejercicio físico?

Las ventajas son múltiples. La actividad física garantiza salud, placer y bienestar. El organismo en movimiento obtiene beneficios en todos los ámbitos. Como todos los músculos, el corazón se desarrolla con el entrenamiento, gana potencia y puede propulsar más sangre con cada contracción. Las contracciones disminuyen al ser más eficaces. Un músculo inmóvil pierde su fuerza. Un músculo no estirado se acorta. A partir de cierta edad se pierde un 1 % de masa muscular al año, aunque la práctica regular de una actividad física permite reducir esta pérdida muscular a un 0,5 % anual. El ejercicio físico dilata las arterias, en particular las coronarias, que alimentan el corazón. Las limpia, las libera del exceso de colesterol y las conserva flexibles. En cambio, la vida sedentaria favorece su obstrucción.

Las articulaciones ganan flexibilidad y los huesos se consolidan. A lo largo de toda la vida, el tejido óseo está en constante transformación. Al margen del periodo de crecimiento, este tejido se destruye más de lo que se construye. Esta destrucción ósea se eleva al 50 % en la mujer entre 20 y 80 años y al 20 % en el hombre. La actividad física y la alimentación frenan esta progresiva descalcificación, responsable de tantas fracturas. Además, la actividad física mejora la motricidad, la flexibilidad y el equilibrio, cualidades imprescindibles para escapar al riesgo de caídas (provocan más accidentes mortales que el tráfico por carretera).

Las funciones respiratorias se tonifican gracias al ejercicio físico. Además, las actividades al aire libre nos permiten aprovechar la acción benéfica del sol, en particular para la síntesis de la vitamina D. Añadamos además que una actividad física regular tiene repercusiones positivas en el sueño y refuerza las defensas naturales del organismo. Mejora la digestión y reduce el nivel de colesterol. Una actividad física actúa sobre el estrés, reduce la ansiedad y da la oportunidad de valorarse.

LAS VENTAJAS DE LA ACTIVIDAD FÍSICA

— Articulaciones más flexibles;
— huesos más sólidos y músculos más fuertes;
— mejor capacidad cardiaca y pulmonar;
— menor riesgo de enfermedad cardiaca, diabetes, algunos tipos de cáncer (colon) e hipertensión;
— mejor digestión y menor estreñimiento;
— más energía, menos fatiga;
— mejor sueño;
— menos ansiedad y depresión;
— mejor resistencia frente al estrés;
— ocasión de conocer gente.

¿Cómo se sabe que no se fuerza demasiado?

Como un motor, nuestro cuerpo, nuestro corazón, nuestros músculos, nuestras arterias y nuestras articulaciones necesitan funcionar a un ritmo determinado. Demasiado lento, se fatigan; demasiado rápido, se agotan. Un ejercicio constante y regular estimula el corazón y le ayuda a funcionar mejor.

Un cuerpo mantenido en forma se vuelve más flexible, más obediente y más resistente. Para saber si no superamos nuestro límite y si nuestro aparato respiratorio no está sufriendo, podemos realizar una sencilla prueba que consiste en poder hablar durante el esfuerzo físico. Es un buen indicio. Los dolores significan que hay que parar o al menos frenar; es la señal de alarma del aparato locomotor. Para evitar cualquier accidente muscular, no olvidemos iniciar cada sesión con un periodo de calentamiento.

De nada sirve quemar etapas; el reto no consiste en ganar medallas o ser más fuerte que los demás, sino en recuperar la alegría de ver al cuerpo capaz de moverse cada vez mejor, durante más tiempo cada vez.

¿Existe algún riesgo al practicar una actividad física?

Si no existen secuelas que produzcan invalidez, el corazón no corre ningún peligro siempre y cuando la actividad física esté bien dosificada y no busque la proeza, sino el bienestar del organismo.

La intensidad de la actividad debe aumentar progresivamente. Esta progresión debe ser más lenta a los 60 años que a los 20, ya que entre estas dos edades la capacidad de adaptación disminuye un 20 %.

Aunque los riesgos cardiovasculares no son tan importantes como comúnmente se imagina, los problemas articulares, por su parte, pueden ser un verdadero obstáculo para la práctica de una actividad física. Pueden reaparecer viejos dolores. Por lo tanto hay que tomarlos en serio y evaluar si la práctica de un deporte puede agravar su causa.

La opinión del médico y los resultados del chequeo que se realiza previamente son determinantes.

¿Cuál es el ritmo adecuado?

Una actividad física es particularmente beneficiosa si se practica con regularidad, al propio ritmo, una, dos o tres veces por semana. Es mucho más beneficiosa que una sola semana de esfuerzos intensivos al año. Por otra parte, esta última fórmula puede tener efectos desastrosos. Así pues, cuidado con los cursillos de puesta en forma. Hay que prepararse para ellos y escoger una fórmula adaptada a la propia condición física.

A título indicativo, media hora de paseo a un ritmo de 7 u 8 km/h (un buen paso) en terreno plano, tres veces por semana, permite aumentar en un 12 % el rendimiento del corazón. Se recomienda no superar el 80 % de la frecuencia cardiaca máxima.

Este valor es fácil de calcular. Basta restar la edad de cada uno del valor 220. Así, una persona de 60 años dispone de una frecuencia cardiaca máxima de:

220 – 60 = 160 pulsaciones por minuto

En el transcurso del esfuerzo, para respetar el margen de seguridad aconsejado, el pulso no deberá superar 128 pulsaciones por minuto (es decir, el 80 % de 160).

¿Cómo se mejora la flexibilidad?

Conservar un cuerpo flexible contribuye a prevenir las caídas. Unos ejercicios regulares practicados solos o, mejor, en grupo, con un animador competente, mejoran en gran medida esta capacidad. Así resulta más fácil entrar en la bañera o superar un obstáculo.

¿Cuáles son las actividades físicas más recomendables?

Conviene dar preferencia a las actividades beneficiosas desde el punto de vista cardiovascular y menos traumáticas para el organismo. El paseo es más aconsejable; es fácil de realizar, da mucha seguridad, une los beneficios físicos con el placer de la relación con los demás si se practica en grupo. Reclama muy poco equipo: sólo se necesita un buen calzado. El ciclismo y la natación resultan asimismo favorables. Es bueno combinar estas actividades de resistencia con actividades destinadas a mejorar la flexibilidad, como la gimnasia, la gimnasia suave, la gimnasia en el agua y el yoga. Deben practicarse con monitores competentes y formados. Ninguna sesión debe provocar dolor.

Cuidado con las caídas

Las caídas son la primera causa de mortalidad accidental en los mayores de 65 años. Estos accidentes, que suceden en la casa o sus alrededores, no se dan a conocer tanto como los accidentes de circulación, aunque provocan el doble de muertes.

Riesgos y consecuencias de las caídas

¿Son conscientes los españoles de estos peligros?

Desgraciadamente, parece ser que no. Recientes sondeos han demostrado que los españoles temían en primer lugar los accidentes de circulación, después el cáncer, las enfermedades cardiacas y el SIDA. Situaban los riesgos de la vida cotidiana en el sexto puesto de sus temores. Sin embargo, cada año, ocho de cada diez personas son víctimas de un accidente de este tipo.

Los menores de cinco años y los mayores de 65 años son los más expuestos. Para estas dos categorías, uno de cada tres accidentes acarrea una hospitalización.

Las caídas constituyen el 80 % de estos accidentes. El 40 % de la población mayor de 65 años es víctima de ellas. Las consecuencias son dramáticas. Las caídas causan cada año 9.000 fallecimientos entre los mayores de 65 años. A menudo aceleran la pérdida de autonomía.

Algunos asilos han adoptado el régimen: bicicleta estática + calcio + vitamina D; el resultado es espectacular, ya que se constatan tres veces menos caídas y tres veces menos fracturas del cuello del fémur.

Los poderes públicos realizan numerosas campañas de información para movilizar a las personas de riesgo contra las caídas.

¿Cuál es el retrato robot de las víctimas predispuestas a caerse?

En el 72 % de los casos, se trata de mujeres de entre 78 y 88 años, que viven solas y tienen un bajo nivel de actividad social, que experimentan trastornos del comportamiento y del sueño, y que consumen más medicamentos que la mayoría de la población. Los médicos de cabecera pueden practicar una sencilla prueba para identificar a las personas frágiles más expuestas a los riesgos de caída. Se trata de hacer que se sostengan sobre un pie (calzado) durante cinco segundos. Esta prueba permite evaluar el equilibrio, el estado de las funciones cognitivas y de la masa muscular. Las personas que no pueden sostenerse sobre una pierna tienen un riesgo importante de caída en los dos años siguientes. El médico podrá sugerir unos exámenes complementarios para afinar su diagnóstico y proponer un tratamiento adecuado.

Importante:
Una de cada tres personas mayores de 65 años es víctima de una caída al año.

¿Cuáles son las principales consecuencias de las caídas?

El riesgo de caída debe tomarse muy en serio a partir de cierta edad; a veces es un riesgo mortal. El 71 % de las personas mayores que han sufrido estos accidentes requiere cuidados.

Las fracturas representan más del 50 % de las lesiones graves. En España, se produce un elevado número de fracturas del cuello del fémur entre los mayores de 65 años. Toda fractura conlleva una hospitalización e inmovilización de la víctima. El 20 % de estas caídas da lugar a veinte días por término medio de hospitalización. Aparecen entonces los riesgos de úlceras por decúbito y atrofia muscular debidos a una posición tumbada prolongada.

Y sin contar las consecuencias psicológicas: miedo, aprensión ante la idea de desplazarse, falta de confianza en uno mismo, etc.

Cualquiera que sea su gravedad, estos accidentes aceleran o agravan los efectos del envejecimiento y aumentan considerablemente los riesgos de dependencia.

Estas caídas son difíciles de sobrellevar desde el punto de vista físico y moral; a menudo no son confesadas por las víctimas, que ven en ellas unos signos evidentes de su decrepitud. Tras una primera caída, la probabilidad de volver a caerse se multiplica por 20. El 10 % de las víctimas volverá a caerse en un plazo de seis meses. Aunque no presenten secuelas físicas, las caídas contribuyen a la pérdida de autonomía.

¿Por qué son tan frecuentes las caídas a partir de cierta edad?

Una acumulación de factores explica esta situación.

El envejecimiento implica trastornos de la vista, una marcha más inestable, un equilibrio peor establecido, debilidades musculares y una menor vigilancia. A ello se añaden los factores médicos (enfermedades cardiovasculares, trastornos neurológicos, osteoporosis), los medicamentos (analgésicos, antidepresivos, neurolépticos, hipnóticos, tranquilizantes, medicamentos antihipertensivos) que vuelven más frágil al individuo. Los factores ambientales agravan a menudo la situación (suelos deslizantes, escaleras difíciles, escasa iluminación, etc.), así como los factores causantes de fragilidad, como los *shocks* psicológicos y el aislamiento social (a este respecto, las personas de 60 a 69 años que viven solas tienen el doble de accidentes que las personas que viven en comunidad).

Todos estos factores acumulados explican la frecuencia e importancia de las caídas en las personas mayores.

¿Por qué debemos adelantarnos a una hipotética disminución de las capacidades?

Porque vemos peor y somos más sensibles al deslumbramiento. Debemos desconfiar de las superficies reflectantes del suelo porque apreciamos peor las distancias y los contrastes.

Nuestros sentidos se embotan, somos menos sensibles al calor y al dolor. Nuestras propiedades propioceptivas se embotan, apreciamos peor las desigualdades del suelo.

Nuestro olfato se vuelve menos sutil y percibe más despacio las fugas de gas y el humo.

El oído disminuye de forma evidente y se oye peor el teléfono. Es posible regular el timbre del teléfono y utilizar teclados de números grandes.

Nuestro equilibrio puede verse afectado. Hay que movilizar los músculos: procuraremos mantenerlos con ejercicio físico.

La menor flexibilidad hace más peligroso el baño o la ducha: las barras de apoyo nos ayudan, al igual que los ejercicios de flexibilidad.

La seguridad en casa

¿Cómo se mejora la seguridad en casa?

Estar en casa, desenvolverse en un ambiente conocido, no protege de las caídas, al contrario; casi la mitad de las caídas se producen en el domicilio y en particular en la escalera y los pasillos.

Hay que suprimir los peligros y los obstáculos, uno por uno. Más adelante proponemos poner a prueba la seguridad del domicilio.

No se debe dudar en pedir ayuda si hay que subirse a un taburete o poner orden en zonas altas.

Las personas del entorno familiar no siempre están disponibles, aunque existen soluciones, como la ayuda a domicilio; puede estar subvencionada en ciertas condiciones.

Hay que informarse en los servicios sociales del ayuntamiento o del centro municipal de acción social. Los instrumentos de asistencia a distancia refuerzan la sensación de seguridad. Estas alarmas se alojan en un medallón que se lleva durante todo el día.

Estas alarmas están conectadas las veinticuatro horas del día a un centro operativo que responderá a la menor señal de socorro. Para ello, la operación es muy sencilla incluso en caso de peligro inmediato; basta pulsar el interruptor del medallón.

Asimismo, es sensato mantener contactos con el exterior y dejarle a alguien un duplicado de las llaves.

¿Cómo hay que ponerse en pie?

No es tan fácil aprender a ponerse en pie de forma correcta; la flexibilidad no es una cualidad que nos molestemos en mantener.

EJERCÍTESE PARA PONERSE EN PIE

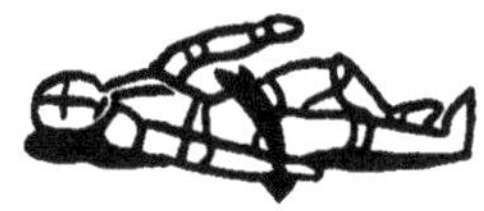

1. Doblar una pierna y ponerse de costado

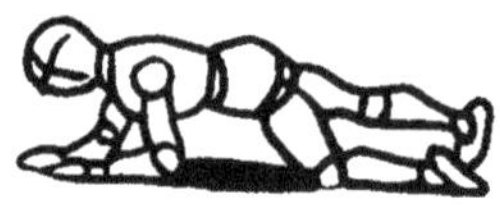

2. Girar sobre el vientre

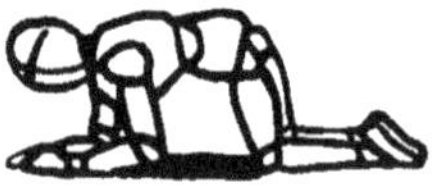

3. Ponerse a cuatro patas

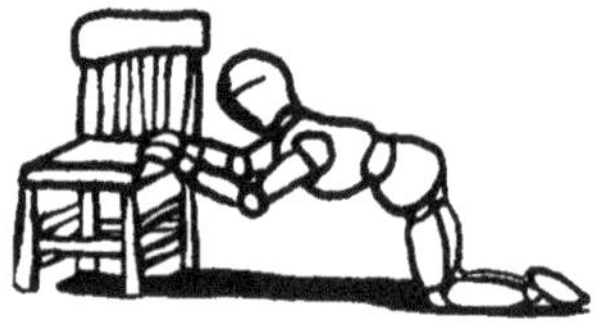

4. Levantarse con la ayuda de una silla o un pasamanos

¿Qué medidas prácticas conviene adoptar en casa?

Aunque se conozca bien, el entorno de la vida habitual rebosa peligros. Hay que eliminar todas las causas potenciales de caídas. En primer lugar, interesémonos por los revestimientos de los suelos. La moqueta es el revestimiento más seguro en materia de caídas (seguramente no es el más higiénico). Los suelos estratificados, de losas y de parquet pueden hacerse más seguros si se instalan alfombras antideslizantes.

La seguridad de una casa se basa también en su iluminación; las zonas de penumbra son peligrosas.

Habrá que preferir potencias superiores (de 75 a 100 vatios) a iluminaciones demasiado escasas, multiplicar las iluminaciones indirectas, ya que los plafones no iluminan una habitación de modo uniforme. Hay que limitar los obstáculos. Los cables del suelo deben colgarse de la pared o reunirse en pasacables. Son útiles los puntos de apoyo cerca de las escaleras, la bañera y el retrete.

Incluso para una escalera corta, se requiere un pasamanos. Las alfombras deben fijarse al suelo con adhesivos para evitar que se levante alguna esquina, y los interruptores deben ser de fácil acceso. Muchos accidentes se producen en los cuartos de baño; unos asideros facilitan la entrada en la bañera o la ducha, donde conviene colocar alfombras antideslizantes. La organización misma de una casa puede ganar en seguridad. Conviene guardar al alcance de la mano los objetos o las prendas de vestir utilizados frecuentemente para evitar tener que subirse a un taburete. Los objetos pesados se guardan cerca del suelo, en los armarios inferiores. Los objetos más ligeros tienen su lugar en los armarios superiores. Y, sobre todo, no hay que dudar en pedir la ayuda de alguien en lugar de asumir riesgos como subirse a una escalera. En el jardín, los principales obstáculos son las herramientas desordenadas, los tubos de riego en el suelo, las baldosas sueltas. En el exterior de la vivienda, hay que duplicar la vigilancia. Por ejemplo, en la calle, se debe rodear las placas metálicas que, con tiempo lluvioso, son verdaderas pistas de patinaje.

¿Podemos actuar sobre nosotros mismos?

A estas sencillas medidas aplicadas al ambiente, añadamos las reglas que debemos aplicarnos a nosotros mismos.

Aunque nos repitamos, citemos una vez más el mantenimiento en buena forma física gracias a la práctica de una actividad física regular. Hay que seguir conservando la aptitud para moverse, incrementar y conservar la flexibilidad, conservar la confianza en nosotros mismos, pero también conocer nuestros límites.

Algunos clubes deportivos ofrecen programas «especial tercera edad», destinados a desarrollar el equilibrio sirviéndose del entorno cotidiano. A menudo, los mayores limitan sus desplazamientos por miedo a caerse; su temor es legítimo, pero precisamente al reducir la actividad física se altera el potencial físico y el equilibrio.

Añadamos que una alimentación equilibrada, las actividades cerebrales y los cuidados aportados a nuestras piernas y nuestros pies nos arman contra el riesgo de caer. Asimismo, hay que conocer bien los efectos secundarios de los medicamentos que se utilizan, incluso cuando se está acostumbrado, ya que algunos disminuyen la capacidad de atención y el equilibrio.

Controlarse regularmente la vista y tener siempre las gafas al alcance de la mano son otras medidas de prevención. Lo mismo ocurre con las prótesis auditivas, que se deben llevar en casa, aunque no se tenga compañía ni ganas de escuchar música o ver la televisión. Mantener una actividad cerebral ayuda a conservar y cultivar la capacidad de atención, lo que resulta de gran interés en el combate contra las caídas.

RECORDATORIO DEL EQUILIBRIO

- Conservar una actividad física adaptada a las posibilidades;
- mantener la actividad intelectual desarrollando la capacidad de atención y de anticipación;
- preservar el contacto con los demás, hacer proyectos, tener confianza en uno mismo y en el futuro;
- tomar comidas equilibradas velando por un aporte de proteínas y calcio;
- corregir los trastornos visuales;
- ponerse un buen calzado;
- acondicionar el espacio: suelo antideslizante, iluminación, ausencia de obstáculos en las zonas de paso, etc;
- evitar los abusos en el consumo de tranquilizantes y no modificar el tratamiento por cuenta propia;
- tener siempre al alcance de la mano los números de teléfono de urgencia.

Para aumentar la seguridad del interior, seamos objetivos e identifiquemos todos los obstáculos. Debemos anticiparnos a nuestro estado físico. En la actualidad, se encuentra perfectamente sano, dispuesto a escalar las más altas cimas, pero ¿qué ocurrirá dentro de unos años? Con el paso de los años, tal como hemos visto, nuestra agudeza visual o táctil se embota. Si nuestros ojos se vuelven menos eficaces, ¿sabremos identificar un lugar particularmente resbaladizo en la escalera? Así pues, tomemos precauciones. Busquemos las trampas en nuestra propia casa.

A continuación, presentamos un cuestionario. Cada vez que responda no, habrá identificado un peligro.

¿SU VIVIENDA NECESITA ACONDICIONARSE?

La circulación en las diferentes habitaciones de la casa

¿Los lugares de paso están despejados de cualquier obstáculo?
¿Hay cables eléctricos que estorban el paso?

Los revestimientos del suelo

¿Están sus alfombras bien fijadas en el suelo?
¿Dispone de alfombras antideslizantes en el fondo de la ducha o de la bañera?
¿La mayoría de sus habitaciones están equipadas con moqueta?

Los puntos de apoyo

¿Las escaleras tienen pasamanos?
¿Su cuarto de baño está equipado con barras de apoyo?

Los armarios

¿Dispone usted de armarios accesibles y al alcance de la mano?
¿Dispone usted de un taburete muy estable y de poca altura?

La iluminación de la casa

¿Existen zonas de sombra en las habitaciones de su casa?
¿Son potentes sus bombillas eléctricas?

El jardín

¿Está su jardín bien ordenado?
¿Utiliza una escalera muy estable y de poca altura?

Después de este repaso, céntrese en unos puntos concretos y formúlese las siguientes preguntas

¿Tiene teléfono en su habitación?
¿Las zonas en torno a la cama están despejadas?
¿Es fácil el acceso al cuarto de baño?
¿Tiene algún interruptor cerca de la cama?
¿Posee un extintor?
¿Sabe utilizarlo?
¿Sabe si todavía funciona?

CONSEJOS PARA MEJORAR LA SEGURIDAD EN CASA

• Cerca del teléfono tenga una ficha con los números importantes y las instrucciones para acudir a su casa (sobre todo si vive en un lugar aislado). Esta lista debe incluir los siguientes teléfonos:

— policía;
— bomberos;
— ambulancia;
— médico;
— Instituto Nacional de Toxicología;
— familiar o amigo cercano;
— número de teléfono en el que normalmente se puede contactar con usted.

• Instale una silla o un taburete cerca de la entrada que le permitirá descalzarse con mayor facilidad.

• Compruebe que el agua de los grifos no quema (la edad nos hace menos sensibles al calor). Compruebe su temperatura antes de entrar en el baño.

• Utilice en la cocina manoplas aislantes para protegerse.

• Guarde los utensilios que use con más frecuencia en un lugar de fácil acceso; los objetos pesados, en la parte inferior, y los ligeros, en la parte superior de los armarios o las estanterías.

• Instale pilotos de marcha o parada del horno o la cocina que sean muy visibles.

• No cocine nunca con prendas que se inflamen rápidamente, como los camisones o las prendas amplias.

• Conserve los productos químicos detergentes en su envase de origen y jamás los trasvase a botellas alimentarias (de tipo botella de agua); podría confundirlos.

• Guarde los productos inflamables lejos de las fuentes de calor. Tire regularmente a los contenedores de reciclaje de papel sus viejos periódicos para no almacenar en la casa grandes volúmenes de papel.

• Piense en el futuro cuando reforme su casa: multiplique las tomas de teléfono o reparta teléfonos inalámbricos por la casa.

• Compruebe que no queda ningún rincón de su vivienda en la sombra.

• Multiplique los enchufes para evitar los cables de prolongación por el suelo.

• Instale pasamanos separados de la pared para poder agarrarse bien.

• Utilice mezcladores de agua que son muy fáciles de manejar.

¿Existen ayudas para financiar las reformas destinadas a hacer más segura la casa o el piso?

Las cajas de pensiones participan a veces en estas financiaciones. Algunas entidades bancarias pueden estudiar asimismo su expediente

¿Dónde se solicitan las ayudas?

Los ayuntamientos de cada municipio pueden informarle sobre los servicios de ayuda a domicilio a los que puede dirigirse.

Esta ayuda puntual le liberará de las tareas penosas, fatigosas y a veces peligrosas, como, por ejemplo, el mantenimiento de las canaleras, la limpieza de los techos y el cambio de la bombilla del plafón.

ANEXOS

Glosario

Angina de pecho: afección cardiovascular que se manifiesta con un dolor en el tórax, irradiado a veces hacia el brazo izquierdo. El enfermo siente una opresión. El dolor se difumina rápidamente.

Anticuerpo: sustancia producida por el organismo para defenderse.

Antígeno: elemento considerado indeseable y combatido por el organismo.

Arteriosclerosis: enfermedad ocasionada por un depósito de grasas (ateroma) en las arterias, que puede conducir a su obstrucción.

Arteritis: afección cardiovascular localizada por lo general en los miembros inferiores, que provoca dolores y cojera.

Artritis: inflamación de la articulación.

Artrosis: forma de reumatismo por desgaste de las articulaciones.

Bacteria: organismo microscópico a veces portador de enfermedades infecciosas.

Biomecánica: aplicación de las leyes de la mecánica a los problemas de biología, fisiología y medicina.

Biopsia: examen de un fragmento de tejido tomado de un paciente con el fin de examinar las células.

Cáncer: enfermedad caracterizada por la formación de tumores consecutivos a la proliferación anárquica de las células.

Catarata: opacidad del cristalino.

Cervicalgia: dolor del cuello.

Coronaria: arteria que irriga el músculo cardiaco; su obstrucción conduce a un infarto.

Cristalino: lente ocular que se deforma para permitir la acomodación.

Cruralgia: dolor del muslo.

Diálisis: técnica de purificación de la sangre realizada mediante un riñón artificial.

Dorsalgia: dolor en la espalda, desde la base del cuello hasta la cintura.

Electrocardiograma (ECG): registro de la actividad eléctrica del corazón.

Electroencefalograma (EEG): registro de la actividad eléctrica del cerebro.

Embolia cerebral: enfermedad vascular localizada en el cerebro, donde una arteria se obstruye o se rompe. Las secuelas dependen de la importancia de la zona afectada.

Embolia pulmonar: afección respiratoria debida a la obstrucción de la arteria pulmonar, en general por un coágulo de sangre. A menudo se produce tras una tromboflebitis de las piernas.

Flebitis: la inflamación de una vena donde se forma un coágulo. Si este último se desprende, se produce la tromboembolia.

Geriatría (del griego *geron*, «anciano» y *iatreia*, «tratamiento»): especialidad médica del tratamiento de las enfermedades de las personas mayores.

Gerontología: estudio de la senescencia, normal y patológica.

Glaucoma: afección del ojo producida por una presión intraocular excesiva.

Idiopático: cuyo origen se desconoce.

Infarto de miocardio: necrosis (muerte) de parte del músculo cardiaco.

Lumbalgia: dolor de la parte inferior de la espalda, en la zona de las vértebras lumbares.

Metabolismo: conjunto de reacciones químicas en una célula.

Micción: acción de orinar.

Microorganismo: agente infeccioso.

Pólipo intestinal: excrecencia en la mucosa intestinal.

Prolapso: descenso de órganos.

Puente: operación quirúrgica destinada a reparar arterias defectuosas.

Raquialgia: dolor en la espalda cualquiera que sea su ubicación.

Senescencia: envejecimiento normal de un individuo.

Trombosis: formación de un coágulo sanguíneo en un vaso (arteria o vena) que ocasiona una obstrucción parcial o total.

Vacunación: medio de luchar contra las agresiones microbianas.

Vasculitis: inflamación de un vaso o vasos.

LISTA DE LAS ENFERMEDADES MÁS FRECUENTES EN LAS PERSONAS MAYORES DE 65 AÑOS (FUENTE CREDES, ENCUESTA INSEE-CREDES 1991-1992)

Enfermedad	*Porcentaje (n.º por cada 100 personas)*
Prótesis dental	73,8
Presbicia	53
Hipertensión arterial	43,7
Obesidad	27,3
Artrosis localizada	25
Miopía	23,4
Trastorno del sueño, insomnio	21,8
Sordera y presbiacusia	20,6
Cataratas	20,5
Hiperlipidemia	19,3
Varices de los miembros inferiores	19,2
Insuficiencia circulatoria cerebral	19,1
Artrosis del raquis	15,3
Caries dentales	13,8
Estreñimiento	13,1
Angor	12,2
Gastralgias, dispepsias	10,2
Dolor reumático	10
Estado ansioso	9
Uso de gafas	8,8
Diabetes	8,6
Trastornos circulatorios de los miembros inferiores	8,5
Estado depresivo	8,2
Trastornos del ritmo cardiaco	7,9
Bronquitis crónica	7,1
Trastornos de la visión de cerca o de lejos	5,7
Uso de una prótesis de cadera o rodilla	5,2
Insuficiencia cardiaca	5,2
Vasculitis de los miembros inferiores	5,2
Hiperuricemia	4,8

LISTA DE LAS ENFERMEDADES PREDOMINANTES EN LAS PERSONAS MAYORES DE 70 Y 75 AÑOS (FUENTE CREDES, ENCUESTA INSEE-CREDES 1991-1992)

Enfermedad	*Porcentaje en mayores de 70 años**	*Porcentaje en mayores mayores de 75 años***
Hipertensión arterial	46,4	48,1 (1)
Obesidad	24,7	21,7 (5)
Trastorno del sueño, insomnio	24,1	25,5 (2)
Insuficiencia circulatoria cerebral	18,1	21,9 (3)
Cataratas	17,8	21,8 (4)
Hiperlipidemia	17,4	14,2 (9)
Estreñimiento	15,4	17,8 (6)
Angina de pecho	14,6	17,4 (7)
Varices	14,3	14,2 (8)
Gastralgias, dispepsias	10,7	10,7 (10)
Ansiedad	9,3	9,2 (12)
Secuelas cataratas	8,4	9,9 (11)
Cataratas operadas	8,4	7,9 (16)
Colecistectomía	7,7	9,2 (13)
Trastornos del ritmo cardiaco	7,6	7,9 (15)
Diabetes no insulinodependiente	7,5	8,3 (14)
Estado depresivo	6,6	6,5 (20)
Histerectomía	6,3	6,3 (21)
Bronquitis crónica	6,3	6,8 (18)
Trastornos circulatorios de los miembros inferiores	6	7,6 (17)
Insuficiencia cardiaca	5,7	6,5 (19)
Artrosis rodilla, pierna	5,2	5,3 (23)
Artrosis en múltiples localizaciones	4,9	5 (24)
Hiperuricemia	4,8	5,4 (22)
Cervicoartrosis	4,4	
Colitis, colon irritable	4,4	4,2 (27)
Artrosis del raquis	4,1	

Enfermedad	*Porcentaje en mayores de 70 años**	*Porcentaje en mayores mayores de 75 años***
Ciática	4	4,6 (25)
Dolor reumático en múltiples localizaciones	3,9	
Osteoporosis	3,8	3,9 (29)
Eccema	3,7	3,7 (30)
Adenoma de próstata		4,4 (26)
Arteriosclerosis cerebral		4 (28)
Glaucoma		

* Clasificación por orden decreciente
** Entre paréntesis se indica el lugar que ocupa la enfermedad en la clasificación

ESCALA DE ESTRÉS DE HOLMES Y RAHE

Acontecimiento	*Valor*
Muerte del cónyuge	100
Divorcio	73
Separación de los cónyuges	65
Periodo de prisión	63
Muerte de un pariente cercano	63
Herida corporal y enfermedad	53
Boda	50
Despido	47
Reconciliación entre los cónyuges	45
Jubilación	45
Problema de salud de un miembro de la familia	44
Embarazo	40
Dificultades sexuales	39
Llegada de alguien a la familia	39
Cambio en el trabajo	39
Cambio económico	38
Muerte de un amigo cercano	37
Cambio de función profesional	36
Modificación del número de riñas conyugales	35
Hipoteca elevada	31
Embargo sobre hipoteca o sobre préstamo	30
Cambio de responsabilidad en el trabajo	29
Abandono del hogar de un hijo	29
Problemas con los suegros	29
Éxito excepcional	28
Mujer que empieza o deja de trabajar	26
Inicio o fin de los estudios	26
Cambio en las condiciones de vida	25
Cambio de hábitos	24
Problemas con el jefe	23
Cambio de horarios o de condiciones laborales	20

Cambio de residencia	20
Cambio de lugar de estudios	20
Cambio en las aficiones	19
Cambio en las actividades religiosas	19
Cambio en las actividades sociales	18
Hipoteca o préstamo menos elevado	17
Cambio en los hábitos de sueño	16
Cambio del número de reuniones familiares	15
Cambio en los hábitos alimentarios	15
Vacaciones	13
Navidad	12
Multas	11

LAS VITAMINAS

Vitaminas	*Propiedades*	*Dónde encontrarlas*
Vitamina A o retinol	Favorece la visión y el crecimiento. Protege la piel y las mucosas	Hígado, riñones, aceite de hígado de bacalao, yema de huevo, espinacas, mantequilla, levadura, zanahorias, albaricoques y naranjas
Vitamina B1 o tiamina	Produce energía. Favorece la digestión y la transmisión del impulso nervioso. Saludable para el corazón y los músculos	Levadura de cerveza, pistachos, verduras, despojos, hígado, cereales integrales y germen de trigo
Vitamina B2 o riboflavina	Sostiene el sistema nervioso, produce energía en los esfuerzos. Protege las mucosas	Hígado, carne, leche, germen de trigo, levadura y espinacas
Vitamina B3 o PP	Es imprescindible para el crecimiento y la digestión.	Levadura de cerveza, harina de trigo, hígado de ternera, salmón, atún, frutos secos y legumbres
Vitamina B5 o dexpantenol	Favorece la cicatrización	Levadura de cerveza, arroz, col y ternera
Vitamina B6 o piridoxina	Cuida la piel	Plátanos, peras, levadura de cerveza, germen de trigo y legumbres
Vitamina B8 o vitamina H	Resulta útil para los intestinos y la piel	Chocolate, arroz, hígado, sardina, frutos oleaginosos, pollo y huevos
Vitamina B9 o ácido fólico	Ayuda a luchar contra las anemias	*Foie-gras*, hígado de ave, berro, diente de león y milamores
Vitamina B12 o cianocobalamina	Contribuye a una buena digestión y a un buen equilibrio nervioso. Contribuye a la formación de los glóbulos rojos	Buey, hígado y riñones

Vitaminas	*Propiedades*	*Dónde encontrarlas*
Vitamina C o ácido ascórbico	Fuente de tonicidad. Ayuda a luchar contra la fatiga. Cuida las células y los tejidos	Arándanos, cítricos y hortalizas (coles, guisantes, judías verdes, espinacas)
Vitamina D o calciferol	Antirraquítica. El organismo la fabrica con la acción del sol; de ahí el interés del contacto solar	Yema de huevo, leche, mantequilla, queso, bacalao, rodaballo y sardinas
Vitamina E	Antioxidante	Germen de trigo, hígado de ternera, huevos, melocotones, ciruelas, coco, espárragos, espinacas, lechuga, aceite de oliva, cacao y cereales integrales
Vitamina K1 o fitomenadiona	Antihemorrágica	Harina de pescado, hígado de cerdo, espinacas, brécol y coliflores

Direcciones útiles

Cardiología

Academia Americana de Cardiología
http://www.acc.org http://www.acc.orgom

Asociación Americana de Cardiología
http://www.americanheart.org

Centro Virtual de Enfermedades Vasculares
http://www.cev.com.ar

El sitio de la cardiología
http://www.cardiovillage.com

Guía cardiovascular
http://www.cardioguide.com

Guía médica. Conferencias
http://www.pslgroup.com/dg/cardio.html

Portalcardio.com
Amplia selección de enlaces relacionados con cardiología y angiología, divididos por temas y servicios. Es una verdadera biblioteca virtual de la especialidad
http://www.portalcardio.com

Pregunte al cardiólogo
http://www.bev.net/health/cardiac/ask_cardio.html

Sociedad Española de Cardiología
Ntra. Sra. de Guadalupe, 5-7
28028 Madrid
Tel.: 91 724 23 70

Sociedad Española de Cirugía Cardiovascular
Paseo de la Castellana, 141- 20
28046 Madrid
Tel.: 91 572 03 60

Enfermedades neurodegenerativas

Asociación de enfermos de Alzheimer
http://www.alz.org

Enfermedad de Alzheimer
http://neuro-www.mgh.harvard.edu/forum/AlzheimerDiseaseMenu.html

Enfermedad de Parkinson
http://parkinsonsdisease.com

Instituto de la enfermedad de Parkinson
http://parkinsonsinstitute.org

Instituto Médico para la Investigación de Síndromes y Disfunciones Neuroinmunológicas
http://www.nids.net

Página web sobre la enfermedad de Alzheimer
http://werple.mira.net.au

Sociedad Española de Neurofisiología Clínica
Río Jucar, s/n.
28935 Móstoles (Madrid)
Tel.: 91 624 30 00

Sociedad Española de Neurología
Trobador 12, 1.°
08026 Barcelona
Tel.: 93 435 54 62
http://www.seneurologia.org

Dermatología

Academia Americana de Dermatología
http://www.aad.org

Academia Española de Dermatología y Venereología
Ferraz, 100, 1.° izda.
28008 Madrid
Tel.: 91 544 62 84
http://www.aedv.es

Página web de dermatología
http://www.derm.ubc.ca

Sociedad de Dermatología por Internet
http://www.telemedicine.org

Mujeres

Sociedad Española de Ginecología y Obstetricia
Paseo de la Habana, 190, bajo
28036 Madrid
Tel.: 91 350 98 16
http://www.sego.es

Diario Europeo de Endocrinología
http://www.eje.org

Endocrinología en mujeres
http://www.women-in-endo.org

Menopausia
http:///www.menopause.org

Osteopatía

Centro de Osteopatía, Homeopatía, Naturopatía y Quiromasaje
http://leo.worldonline.es/osteopat

Centro Universitario de Osteopatía
http://perso.libertysurf.fr/cuo.osteo

Enfermedades musculoesqueléticas
http://www.ohsu.edu/cliniweb/C5/c5.html

Escuela de Osteopatía de Madrid
http://personal1.iddeo.es/ret006b5

Fundación Hispana de Osteoporosis y Enfermedades Metabólicas Óseas (FHOEMO)
Gil de Santivañes, 6, 2.º derecha
28001 Madrid
Tel.: 91 578 35 10

Liga Reumatológica Española
http://www.lire.es

Organización de Traumatología
http://www.trauma.org

Osteoporosis en la red
http://www.osteolinks.com

Sociedad Española de Reumatología
Recoletos, 9, 1.º A

28001 Madrid
Tel.: 91 576 77 99
http://www.ser.es

Medicina del deporte

Federación Española de Medicina del Deporte
Apdo. de Correos 1207
31080 Pamplona
Tel.: 948 26 53 60

Sociedad Española de Biomedicina y Fisioterapia Deportiva
Nicolás Rabal, 17
42002 Soria
Tel.: 975 22 43 61

Alimentación

Sociedad Española de Endocrinología y Nutrición
Doctor Esquerdo, 46
28007 Madrid
Tel.: 91 586 81 12

Asociación española de dietistas-nutricionistas
Av. Vallvidriera, 73
08017 Barcelona
Tel.: 93 205 38 80

Termalismo

Balneario de Archena
30600 Archena (Murcia)
Tel.: 902 333 222

Balneario Blancafort
Banys, 59
08530 Barcelona
Tel.: 93 871 46 00

Balneario Caldes de Boí
Tel.: 93 23876 35

Balneario Fortuna Leana
30630 Fortuna (Murcia)
Tel.: 968 685 087

Balneario Vichy Catalán
17455 Caldes de Malavella
Tel.: 972 47 00 00

Termas Victòria
08140 Caldes de Montbuí
Tel.: 93 865 01 50

Otras direcciones

Asociación Española de Audiología
Condes del Val, 18, 3.º A
28036 Madrid
Tel.: 91 457 41 73

Asociación Española de Hipertensión
Villanueva, 11
28001 Madrid
Tel.: 91 390 83 83

Asociación Española de Investigación sobre el Cáncer
Amador de los Ríos, 5, 5.º
28010 Madrid
Tel.: 91 319 67 93

Asociación Española de Periodoncia
Antonio López Aguado, 1
28029 Madrid
Tel.: 91 314 27 15

Asociación Española de Urología
Isabel Tintero, 1, 1.º C
28005 Madrid
Tel.: 91 364 08 49

Bibliografía

FORETTE, Françoise, *La Révolution de la longévité*, Éditions Grasset, 1997.

LÉVY, Jean-Paul, *La Fabrique de l'homme*, Éditions Odile Jacob, 1997.

MEGY, Corinne, *Le Vrai Visage des seniors*, Éditions Pleine Vie, 1997.

www.ingramcontent.com/pod-product-compliance
Lightning Source LLC
LaVergne TN
LVHW070045061026
849530LV00010B/94